U0240756

Springer

Ophthalmology Clerkship:
A Guide for Senior Medical
Students

眼科入门精要图解

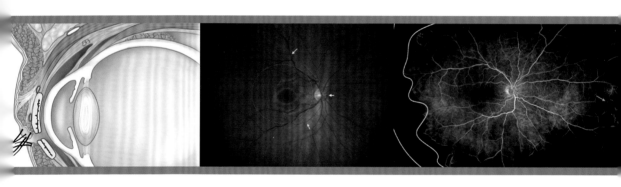

主　编　〔美〕艾米莉·李（Emily Li）　〔美〕科林·培根（Colin Bacorn）

主　审　惠延年

主　译　张波洲　张贵森

副主译　杨亚军　巩　慧

北京科学技术出版社

著作权合同登记号 图字：01-2024-3914

图书在版编目（CIP）数据

眼科入门精要图解 / (美) 艾米莉·李 (Emily Li)，

(美) 科林·培根 (Colin Bacorn) 主编；张波洲，张贵森主译.

北京：北京科学技术出版社, 2024. -- ISBN 978-7

-5714-4135-7

　　Ⅰ. R771-64

中国国家版本馆CIP数据核字第20243S50S4号

责任编辑： 张真真　刘瑞敏
责任校对： 贾　荣
图文制作： 申　彪
责任印制： 吕　越
出 版 人： 曾庆宇
出版发行： 北京科学技术出版社
社　　址： 北京西直门南大街16号
邮政编码： 100035
电　　话： 0086-10-66135495（总编室）　　0086-10-66113227（发行部）
网　　址： www.bkydw.cn
印　　刷： 北京顶佳世纪印刷有限公司
开　　本： 710 mm × 1000 mm　1/16
字　　数： 184千字
印　　张： 10
版　　次： 2024年9月第1版
印　　次： 2024年9月第1次印刷
ISBN 978-7-5714-4135-7

定　　价：128.00元

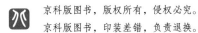

审译者名单

主　审　惠延年

主　译　张波洲　张贵森

副主译　杨亚军　巩　慧

译　者　张波洲　惠延年　张贵森　杨亚军　黄之宏
　　　　　木其尔　牛　雨　刘云霞　陶　德　王冬雪
　　　　　巩　慧　李慧侠　张　晗　佘　捷　周煜喆
　　　　　郭红林　萨其如拉

中文版序

　　眼科学是临床医学中不可或缺的重要学科。视觉器官是人类从外界获取信息的"窗口"，它与大脑中枢和全身各个系统密切关联并相互影响。维持眼健康和防治眼科疾病关系到每个人的切身利益和生命质量。基于眼科学的重要性，对医学生来说，即使将来不打算成为眼科专业医师，也必须认真学习眼科学。眼科学的学习需要密切结合临床实践，只有这样才能掌握基本知识与技能。由于医学生的眼科学教学时间有限，通用的眼科学教材内容和涉及面偏宽，如何精选医学生眼科学临床教学的实际内容，一直是一个亟待解决或改进的问题。由美国 Johns Hopkins 大学 Wilmer 眼科研究所的 Emily Li 和 Colin Bacorn 主编的、Springer 出版社 2023 年出版的《眼科入门精要图解》，为我们提供了有价值的借鉴。

　　本书作者强调，眼科学是一门研究眼和视觉系统疾病及外科手术的学问，是一个对患者有直接影响的复杂而有益的领域。眼与眶周的病理改变显著影响患者的日常活动和生活质量，并与多种全身性疾病（例如，感染、恶性肿瘤和代谢紊乱）有关。因此，了解眼科生理学和眼科疾病发生、发展过程的基础知识对进入临床阶段的医师是有益的。

　　通观全书，读者可以发现书中的内容取舍与编排独具一格，体现了实用、简约、新颖的特点。本书包括解剖学概论、全面眼科检查、眼整形与眼周肿瘤、眼前段、青光眼、视网膜、葡萄膜炎、儿童眼科学、神经眼科学和急诊十章内容。这些章节内容有重叠的部分，反映了眼部解剖学和生理学在各亚专业之间的相互作用，并强调了每个专科的独特视角和考虑因素。

　　本书的每个章节都有自己的特色，举例如下。"解剖学概论"章节准确给出了眼附属器和眼球的各解剖部位的定义、功能、检查并配以插图，还简要介绍了临床光学知识。"全面眼科检查"章节以视力、瞳孔反应、眼压、视野、裂隙灯、检眼镜及其操作步骤为主线，对一些新的简便检查设备，如手持眼压计也做了介绍。"青光眼"章节对青光眼的分类、诊断、视神经评估和影像学检查、多种手术方法等都进行了系统的介绍，并列表比较了继发性青光眼的类型及其治疗药物。光学相干断层扫描（OCT）等影像学检查是"视网膜"章节的一个重点，该章还同时介绍了几种常见病（如视网膜脱离、糖尿病视网膜病变和年龄相关性黄斑变性）的治疗方法。在本书中，"儿童眼科学"独立成章，体现了作者对儿童弱视、斜视等的关注，该章介绍了儿童眼科疾病的概念、分类、临床特征与治疗方法，便于读者掌握相关知识。书中最后一章是"急诊"，重点介绍了外伤、红眼、高眼压、急性感染等眼科常见急诊伤病的病史询问、检查、诊断与处理，这些都是眼科医师必须掌握的基本知识与技能。眼科经常使用专业术语及其缩略词，书中对这些术语进行了详细的讨论和精确的定义，方便读者理解。

　　本书既适合医学生在眼科实习轮转中使用，也适合高年资住院医师、进修医师和专业研究生作为临床实践快速参考的口袋书使用。

　　本书由朝聚眼科的多位青年医师翻译，并经过了多次逐词逐句的审校。由于一些英文的专业术语和临床用语的中文译名没有完全标准化，因此个别术语尚有待商榷。但我相信，此译著的出版发行将对现行的眼科临床见习和实践起到积极的作用。

空军军医大学第一附属医院（西京医院）

全军眼科研究所

2024 年 5 月于西安

中文版前言

眼科学作为临床医学的一门重要学科，近些年发展迅速，日新月异，眼科临床新技术、新设备的应用更是层出不穷。然而，对于实习生及住院医师来讲，眼科的基础知识更为重要。从大学本科的教学课程安排中我们可以看到，眼科学的教学任务一般2周左右完成，临床实习2周，这导致学生很难深入地了解眼科的基础知识和临床知识。但是，眼科学作为一门一级学科，内容很丰富，如果将眼科学教材作为一本临床手册去学习，就很容易抓不住重点，不能同临床很好地相结合。同时，近些年眼科发展的速度非常快，眼科人才匮乏，需要大量的本科生及研究生快速成为临床工作的主力，以缓解人员不足的压力。

在美国参加学术会议期间，我们恰好看到了这本书。本书内容简明扼要、提纲挈领，很适合实习生及住院医师使用。书中正文部分并非面面俱到，而是选择了与临床密切相关、住院医师经常遇到的一些疾病。本书包括解剖学概论、全面眼科检查、眼整形与眼周肿瘤、眼前段、青光眼、视网膜、葡萄膜炎、儿童眼科学、神经眼科学和急诊十章内容，贴合临床。

在翻译过程中，我们力求精准并忠于原著，但难免有不当之处，敬请各位读者不吝赐教，多多批评指正。本书翻译得到了惠延年教授的鼎力支持，他不仅逐字逐句地完成了本书的全部审校工作，还对本书所有的译者进行了系统培训，对翻译工作起到了重大的推动作用。在此，我们对惠延年教授表示深深的谢意。同时，也感谢所有参译人员的通力协作与帮助。特别感谢同事王冬雪，她负责译者之间以及译者与出版社之间的沟通交流工作，为本书出版做出了巨大的贡献。

张波洲　张贵森

2024 年 8 月 5 日

原版前言

眼科学是一门研究眼和视觉系统疾病及外科手术的学问，是一个对患者有直接影响的复杂而有益的领域。眼与眶周的病理改变显著影响患者的日常活动和生活质量，并与多种全身性疾病（例如，感染、恶性肿瘤和代谢紊乱）有关。因此，了解眼科生理学和眼科疾病发生、发展过程的基础知识对进入临床阶段的医师是有益的。

本书介绍了眼部解剖学、眼科检查和临床评估。首先，概述了与视功能密切相关的眼部解剖，并简要讨论了光学原理。其次，按照传统的眼科亚专业顺序编排其余的正文内容，其中一些亚专业从解剖学角度进行概述（例如，角膜、视网膜），而另一些则侧重于特定的病理生理学（例如，青光眼、葡萄膜炎）。眼整形学和神经眼科学也包含对眼周围和支撑结构的研究。这些章节内容有重叠的部分，反映了眼部解剖学和生理学在各亚专业之间的相互作用，并强调了每个专科的独特视角和考虑因素。

眼科经常使用专业术语及其缩略词，而这些专业术语及其缩略词与其他医学专业并非通用。专业术语的独特性可能会成为学生初次学习眼科学的障碍，因此，本书对眼科专业术语进行了详细的讨论和精确的定义，方便读者理解。

我们希望本书能够成为您在眼科工作期间的实用伙伴，以激发您进一步学习的热情。

Emily Li，Colin Bacorn
Baltimore, MD, USA

缩略词对照表

AAION	arteritic anterior ischemic optic neuropathy 动脉炎性前部缺血性视神经病变
AC	anterior chamber 前房
ACG	angle closure glaucoma 闭角型青光眼
ACIOL	anterior chamber intraocular lens 前房型人工晶状体
ALT	argon laser trabeculoplasty 氩激光小梁成形术
AMD (ARMD)	age-related macular degeneration 年龄相关性黄斑变性
ARN	acute retinal necrosis 急性视网膜坏死
ARx	autorefraction 电脑验光
ATs	artifcial tears 人工泪液
BCL	bandage contact lens 绷带式接触镜
Bleph	blepharoplasty; blepharitis 睑成形术；睑缘炎
BRAO	branch retinal artery occlusion 视网膜分支动脉阻塞
BRVO	branch retinal vein occlusion 视网膜分支静脉阻塞
C/D (C：D)	cup-to-disc ratio 杯盘比
C/S	conjunctiva and sclera 结膜与巩膜
CB	ciliary body 睫状体
CCT	central corneal thickness 中央角膜厚度
cDCR	conjunctivodacryocystorhinostomy 结膜泪囊鼻腔造瘘术
CEIOL	cataract extraction with insertion of intraocular lens 白内障摘除与人工晶状体植入术
CF	count fingers 数指（视力量化指标之一）
CME	cystoid macular edema 囊样黄斑水肿

CNV	choroidal neovascularization 脉络膜新生血管形成
CPC	cyclophotocoagulation 睫状体光凝术（治疗青光眼的一种术式）
CRAO	central retinal artery occlusion 视网膜中央动脉阻塞
CRVO	central retinal vein occlusion 视网膜中央静脉阻塞
CSM	central steady and maintained 中心（视力）稳定维持（视力量化指标之一）
CWS	cotton wool spot 棉绒斑
DALK	deep anterior lamellar keratoplasty 深前板层角膜成形术
DBH	dot-blot hemorrhage 点状出血（糖尿病视网膜病变症状之一）
DCR	dacryocystorhinostomy 泪囊鼻腔造瘘术
DES	dry eye syndrome 干眼综合征
DFE	dilated fundus exam 散瞳眼底检查
DMEK	descemet membrane endothelial keratoplasty 角膜后弹力层内皮移植术
DSEK	descemet's stripping endothelial keratoplasty 角膜后弹力层剥除内皮移植术
DVD	dissociated vertical deviation 分离性垂直斜视
ECP	endoscopic cytophocoagulation 内镜细胞光凝术（治疗青光眼的一种术式）
EL	endolaser 眼内激光
ELA	external levator advancement 外直肌前徙术
EOM	extraocular motility; extraocular muscle 眼外运动；眼外肌
ERG	electroretinogram 视网膜电图
ERM	epiretinal membrane 视网膜前膜
ET	esotropia 内斜视
EUA	examination under anesthesia 麻醉下检查
FA	fluorescein angiography 荧光素血管造影
FB	foreign body 异物

GA	geographic atrophy 地图状萎缩
GCL	ganglion cell layer 神经节细胞层
GDD	glaucoma drainage device 青光眼引流装置
Globe	open globe injury 开放性眼球外伤
Gtt	eye drop 滴眼液
HM	hand motion 手动（视力量化指标之一）
HSV	herpes simplex virus 单纯疱疹病毒
HVF	humphrey visual field 视野
ICG	indocyanin green angiography 吲哚青绿血管造影
IOFB	intraocular foreign body 眼内异物
IOL	intraocular lens 人工晶状体
IOP	intraocular pressure 眼压
K	cornea 角膜
KCN	keratoconus 圆锥角膜
KNV	corneal neovascularization 角膜新生血管形成
KP	keratic precipitate 角膜后沉着物
L/L	lids and lashes 眼睑与睫毛
LASIK	laser in situ keratomileusis 激光原位角膜磨镶术
LF	levator function 上提肌功能
LL	lower lid 下睑
LP	light perception 光感（视力量化指标之一）
LPI	laser peripheral iridotomy 激光周边虹膜切除术
LTS	lateral tarsal strip 外眦切开术
MA	microaneurysm 微动脉瘤（糖尿病视网膜病变症状之一）
MGD	meibomian gland dysfunction 睑板腺功能障碍
MIGS	minimally invasive glaucoma surgery 最小量侵入性青光眼手术
MMC	mitomycin-c 丝裂霉素 C
MMCR	müller's muscle conjunctival resection Müller 肌 – 结膜切除术

MMP	mucus membrane pemphigoid 黏膜类天疱疮	
MRD	margin to reflex 边缘反射	
MRx	manifest refraction 显性验光	
NAAION	non-arteritic anterior ischemic optic neuropathy 非动脉炎性前部缺血性视神经病变	
NLDO	nasolacrimal duct obstruction 鼻泪管阻塞	
NLP	no light perception 无光感（视力量化指标之一）	
NPDR	non-proliferative diabetic retinopathy 非增生性糖尿病视网膜病变	
NS	nuclear sclerosis 核硬化（白内障类型之一）	
NVD	neovascularization of the disc 视盘新生血管形成	
NVG	neovascular glaucoma 新生血管性青光眼	
NVI	neovascularization of the iris 虹膜新生血管形成	
OCP	ocular cicatricial pemphigoid 眼瘢痕性类天疱疮	
OCT	optical coherence tomography 光相干体层扫描	
OD	right eye 右眼	
OHTN	ocular hypertension 高眼压	
OS	left eye 左眼	
OU	both eyes 双眼	
PAS	peripheral anterior synechiae 虹膜周边前粘连	
PCIOL	posterior chamber intraocular lens 后房型人工晶状体	
PCO	posterior capsular opacity 后囊混浊	
PD	pupillary distance 瞳距	
PDR	proliferative diabetic retinopathy 增生性糖尿病视网膜病变	
PDT	photodynamic therapy 光动力疗法	
PEE	punctate epithelial erosions 点状上皮糜烂	
PF	pred forte 醋酸泼尼松龙滴眼液	
PFATs	preservative-free artifcial tears 无防腐剂人工泪液	
ph	pinhole test 针孔检查	

Phaco	phacoemulsifcation 晶状体乳化术	
PI	peripheral iridotomy 周边虹膜切除术	
PK (PKP)	penetrating keratoplasty 穿透性角膜移植术	
plano	no refractive power 平光（无折光力）	
POAG	primary open-angle glaucoma 原发性开角型青光眼	
POHS	presumed ocular histoplasmosis 拟眼组织胞浆菌病	
PORN	peripheral outer retinal necrosis 周边外层视网膜坏死	
PPA	peripapillary atrophy 视盘周边萎缩	
PPV	pars plana vitrectomy 睫状体扁平部玻璃体切割术	
PRK	photorefractive keratectomy 光性屈光性角膜切削术	
PRP	panretinal photocoagulation 全（广泛）视网膜光凝术	
PSC	posterior subcapsular cataract 后囊下白内障	
PVD	posterior vitreous detachment 玻璃体后脱离	
rAPD	relative afferent pupillary defect 相对性传入性瞳孔缺损	
RB	retinoblastoma 视网膜母细胞瘤	
RD	retinal detachment 视网膜脱离	
RGP	rigid gas-permeable contact lens 硬性透气性接触镜	
RNFL	retinal nerve fber layer 视网膜神经纤维层	
ROP	retinopathy of prematurity 早产儿视网膜病变	
RP	retinitis pigmentosa 色素性视网膜炎	
RPE	retinal pigment epithelium 视网膜色素上皮	
SB	scleral buckle 巩膜外垫压	
SLE	slit lamp examination 裂隙灯检查	
SLT	selective laser trabeculoplasty 选择性激光小梁成形术	
SO	silicone oil; superior oblique 硅油；上斜肌	
Sphere	no astigmatic correction 球镜，非散光矫正	
SPK	superfcial punctate keratopathy 浅表点状角膜病变	
TBUT	tear breakup time 泪膜破裂时间	

TED	thyroid eye disease 甲状腺眼病
TM	trabecular meshwork 小梁网
Trab	trabeculectomy 小梁切除术
TRD	tractional retinal detachment 牵拉性视网膜脱离
Tube	glaucoma drainage device 青光眼引流装置
UL	upper lid 上睑
Ung	ointment 眼膏
VA	visual acuity 视力（视敏度）
VAcc	vision with correction（glasses）矫正视力（戴镜）
VAsc	vision without correction（no glasses）非矫正视力（不戴镜）
VZV	varicella zoster virus 水痘带状疱疹病毒
XT	exotropia 外斜视
YAG	laser type, also name of procedure 钇铝石榴石（激光类型，也是一种术式）

目　录

第一章
解剖学概论

Colin Bacorn and Emily Li

眼附属器 [1, 2]

眼睑

每只眼有上、下眼睑，用于保护眼球和帮助维持视力。上眼睑起始于眉部较厚皮肤下方的上眼眶边缘，终止于睫毛生发的睑缘。下眼睑起始于眼眶下缘，并向上延伸至相应的睑缘。上、下睑缘之间的距离称为垂直睑裂。上、下眼睑通过内侧和外侧的眦腱分别固定在骨性眼眶的内侧和外侧。内侧和外侧眦角之间的距离称为水平睑裂。

- 眼睑是由皮肤、肌肉、结缔组织、脂肪和结膜呈层状排列而成的复合结构。眼睑的纵切面解剖结构很复杂，并随着睑缘到眉部的进展而变化（图 1.1）。
    - 在睑板水平，组织从浅到深排列为：皮肤、眼轮匝肌、睑板、结膜。
    - 在睑板上方，结构依次排列为：皮肤、眼轮匝肌、眶隔、腱膜前脂肪、上睑提肌腱膜、Müller 肌和结膜。
    - 睑板——为眼睑提供机械完整性的刚性结构。
    - 眶隔——从眼眶边缘延伸到睑板的纤维膜。
        - 重要的手术标志。
        - 阻止浅表的（眶隔前）感染扩散至深层眼眶结构（眶蜂窝织炎）的屏障。
- 眼睑的运动由以下肌肉负责。
    - 眼轮匝肌——闭合上、下眼睑的环形皮下牵引肌，由面神经支配。

1

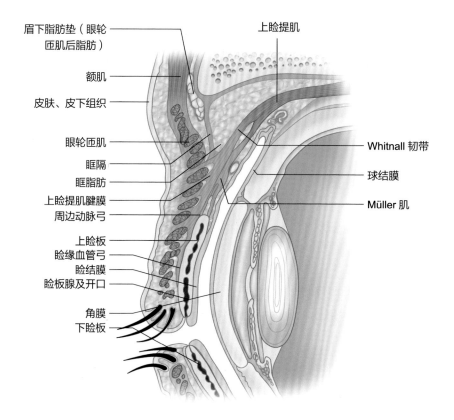

眉下脂肪垫（眼轮匝肌后脂肪）
额肌
皮肤、皮下组织
眼轮匝肌
眶隔
眶脂肪
上睑提肌腱膜
周边动脉弓
上睑板
睑缘血管弓
睑结膜
睑板腺及开口
角膜
下睑板

上睑提肌
Whitnall 韧带
球结膜
Müller 肌

图 1.1　上眼睑纵切面解剖结构，突出前层（皮肤和眼轮匝肌）和后层（睑板和结膜）。上睑提肌和 Müller 肌位于睑板上方以及眶隔深处（来源：Wolters Kluwer Health）

- 上睑提肌——负责上眼睑的收缩或抬高，由动眼神经支配。
- 上睑板肌（Müller 肌）——对上眼睑抬高的贡献较少，由交感神经支配。
- 睑筋膜囊和下睑板肌——下眼睑中上睑提肌和 Müller 肌的类似物。二者区别不明显，在手术中难以相互区分；通常统称为下睑缩肌。
- 眼睑有以下 3 个主要功能。
- 机械性保护作用。
- 润滑作用。
  - 含有睑板腺和副泪腺，它们分泌泪膜的成分。
    - 睑板腺——位于睑板内，通过沿睑缘的开口分泌泪膜中的油脂成分。
- 清除眼表的眼泪和异物碎片。

鼻泪道系统

　　空气－泪膜界面是眼的主要屈光界面，在视觉中起着重要作用。泪膜覆盖眼表，阻止异物和病原体聚集，并且有助于维持眼前部的健康。泪膜紊乱或泪液清除障碍是引起眼功能损害以及严重眼部疾病甚至失明的常见原因。

- 泪腺——位于眼眶外上方的外分泌腺；泪液产生的主要部位。
- 眼泪通过泪点（上、下眼睑内侧边缘的孔）流入泪小管、泪囊和鼻泪管，最终到达鼻腔（图 1.2）。
  - 这条途径的阻塞可能会导致溢泪（流泪）。
  - 学生应注意不要混淆泪腺炎和泪囊炎这两个术语。

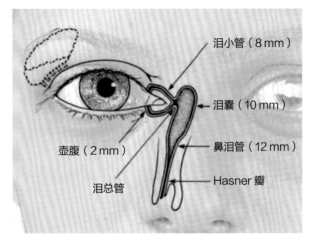

图 1.2　鼻泪道系统解剖［遵循知识共享署名许可证 4.0 转载自 Ducker 等 [4]（来源：Ducker L,Rivera RY. Anatomy, Head and Neck, Eye Lacrimal Duct.[Updated 2021 Aug 11]. In: StatPearls [Internet]. Treasure Island (FL): StatPearls Publishing; 2022 Jan. 获取网址：https://www.ncbi.nlm.nih. gov/books/NBK531487/）］

眼眶 [1, 2]

　　眼眶是由颅骨及面部的骨骼组成的一个梨形空腔，前部被眶隔包围。眼眶容纳了眼球及其相关的肌肉、血管、神经和淋巴引流系统。大多数结构通过其后部（眶尖）的孔进入眶内。限于其骨壁和前孔的无弹性隔膜，眼眶的体积固定在 30 cm³。这一解剖特征具有重要的临床影响，因为眼眶内的空间占位病变可能引起永久性压迫性视力丧失。

骨骼

7 块骨骼连接形成眶内侧壁、眶底、眶外侧壁和眶顶（图 1.3）。这些骨骼和穿过这些骨骼孔洞的内容物需要记住，因为它们经常受到外伤的影响，而且有助于诊断眼眶病变。

- ■ 眶内侧壁由蝶骨、上颌骨、筛骨和泪骨组成。
  - ● 眶壁最薄的壁，常因外伤而骨折。
  - ● 前筛孔和后筛孔通过其各自的动脉。
    - ○ 重要的手术标志。
    - ○ 感染从筛窦扩散至眼眶的潜在渠道。
- ■ 眶底由腭骨、蝶骨和上颌骨组成。[译者注：原文如此]
  - ● 眶底的眶下管中含有眶下神经 [V₂ 分支（译者注：三叉神经第二支）]。
    - ○ 损伤后会导致同侧面颊、嘴唇和牙龈的感觉减退。

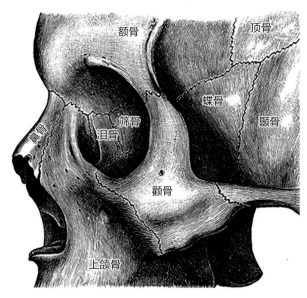

图 1.3 显示左眼眶骨性解剖的斜视图；另请参阅参考文献 [5] 中眼整形外科章节中的图 1.1。注意，眶底后部的一小部分由腭骨组成，在斜视图中看不到。（来源：Gray, Henry. Anatomy of the Human Body. Philadelphia: Lea & Febiger, 1918）

- 与眶下管相邻的骨质较薄弱，容易发生骨折。
  - "爆裂性骨折"——眶缘完整的眶底骨折。
- 眶外侧壁由蝶骨和颧骨组成。
  - 特别坚固的面部的垂直支撑。
    - 不容易发生骨折，并且相对而言几乎没有血管及神经穿过。
- 眶顶由额骨和蝶骨组成。
  - 将眼眶与额窦分隔（在前部）或将眼眶与颅窝分隔（在后部）。
    - 眶顶骨折不常见。
    - 后部的眶顶骨折需要神经外科评估。

眼眶的后部区域称为眶尖，包含眶上裂、眶下裂及视神经管。许多眼外肌在眶尖有一个共同的起点，称为总腱环。总腱环将眼眶分为锥体内和锥体外两部分（术语"锥体"一词是指从总腱环延伸至眼球上眼外肌插入点的肌肉圆锥，这将在本章后面的内容中讨论）。

- 从海绵窦进入眼眶的神经穿过眶上裂。
  - 动眼神经、鼻睫状神经（V_1 分支）、外展神经通过总腱环。
  - 滑车神经、泪腺神经、额神经（V_1 分支）从总腱环外通过。
    - 因此，当球后阻滞麻醉时不会被麻醉药影响。
- 眶下裂不与海绵窦及颅内空间相通；与眶上裂相比，穿过眶下裂的结构更少。
- 视神经穿过视神经管离开眼眶，并向后走行至视交叉。
  - 中枢神经系统的一部分以及所有 3 层脑膜，同视神经有共用髓鞘。
    - 易受颅内压升高和脱髓鞘疾病的影响。
  - 视神经的眶部比从后巩膜到视神经管的距离要长。
    - 这种富余允许眼球运动及向前脱位（眼球脱出）而不损伤神经。
  - 视网膜中央动脉（眼动脉的一个分支）从视神经中穿出；视网膜内层的主要血供来自视网膜中央动脉。

眼外肌

眼眶内有 6 条眼外肌负责眼球的运动。它们分别是内直肌、下直肌、外直肌、上直肌、上斜肌和下斜肌（图 1.4）。4 条直肌在眶尖有一个共同起点，称为总腱环。总腱环将眼眶分为锥体内和锥体外空间。其他眼外肌包括上睑缩肌（上睑提肌及 Müller 肌）以及下睑缩肌（睑筋膜囊和下睑板肌）。

- 内直肌由动眼神经支配，负责内转。
- 外直肌由外展神经支配，负责外转。
- 上直肌由动眼神经支配，负责上转（以及内转、内旋）。

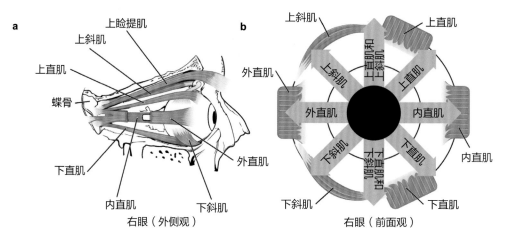

图 1.4　眼外肌的解剖和运动（遵循知识共享署名许可证 4.0 转载自 OpenStax[6]。免费获取网址：https://openstax.org/books/anatomy-and- physiology/pages/1-introduction）

- 下直肌由动眼神经支配，负责下转（以及内转、外旋）。
- 上斜肌由滑车神经支配，负责内旋（以及下转、外转）。
  - 起源于眶尖（总腱环的上方），向前走行至软骨性滑车，在此重新向外侧走行，插入巩膜。
- 下斜肌由动眼神经支配，负责外旋（以及上转、外转）。
  - 起源于眶底内侧，向外侧走行，插入巩膜。
- 每条直肌都有前肌腱部分，在角膜缘后方数毫米处插入巩膜。
  - 允许眼球运动，并为眼球前部提供重要的血供（睫状前动脉）。
  - 内直肌的插入点最靠近角膜缘，然后是下直肌、外直肌、上直肌的插入点；这种关系称为 Tillaux 螺旋。

眼球 [2]

眼球负责收集、聚焦、初步处理光信息，以实现视觉。它是一个极其复杂的器官，包括众多相互作用的子系统。虽然在眼球上进行检查和手术时需要精致和准确，但是你会惊讶于它不可思议的韧性以及承受创伤并从创伤中恢复的能力。从概念上讲，强调眼球壁的3个同心层是有用的：外层是角膜和巩膜，中间层是葡萄膜（虹膜、睫状体和脉络膜），内层是视网膜。第二种有用的分类法是将眼球分为眼前段（角膜、虹膜、睫状体和晶状体）和眼后段（玻璃体、视网膜、脉络膜和视盘）。这些分类法是互补的，而不是互相排斥的（图1.5）。虽然眼球本身受限于角膜和巩膜，但其上的结膜和 Tenon 囊与这个表面的很大一部分密切相关，在此也值得讨论。

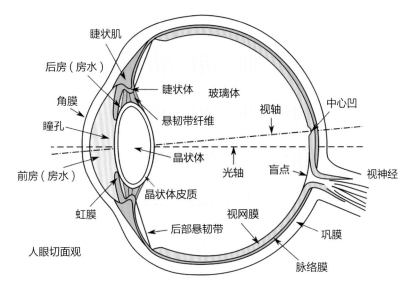

图 1.5 眼球的解剖结构，显示了眼球壁（巩膜、葡萄膜、视网膜）以及眼前段、眼后段的主要结构。转载自维基共享资源的公共资料（来源：ZStardust B. Section View of the Human Eye. Based on Image:Eyesection.Gif.; 2007. Accessed July 20, 2022. 网址：https://commons.wikimedia. org/wiki/ File:Eyesection.svg）

结膜

结膜是覆盖眼球前部（除角膜外）和眼睑内表面的黏膜衬里。它紧密地附着于角膜缘，并随着向后移行，此时，它与眼球的联系逐渐减少，直到完全分离并向前反折，直至睑缘。在这种排列中，眼睑的睑结膜与眼球的球结膜直接相对；这两个表面之间的潜在空间是穹隆。

- 含有大量分泌黏蛋白的杯状细胞；润滑眼球表面。
- 睑球粘连——球结膜和睑结膜的异常粘连。
- 睑缘粘连——上、下睑结膜跨越睑裂的异常融合。

Tenon 囊

位于结膜深处，从角膜缘至视神经处包裹眼球。在眼外肌穿过的地方，Tenon 囊向后反折并覆盖肌腱，形成肌间隔。

- 防止眶脂肪在结膜下向前脱出并越过眼球的重要屏障。
  - 手术中的违规操作可能导致脂肪粘连及限制性瘢痕。

巩膜

巩膜是包裹眼球内容物的外壳，从后极部的视神经向前走行至被角膜拱起的前孔。巩膜由 I 型胶原蛋白构成。坚韧的巩膜维持着眼球的正常形状，并且对眼球穿透性损伤、感染、热烧伤和化学性侵害是一个有效屏障。

- 角膜缘是巩膜的前界，并将巩膜和角膜分开。
  - 球结膜与 Tenon 囊附着和融合最紧密的部位。
- 巩膜厚度从后极部靠近视神经插入处的 1 mm 到眼外肌附着处的 0.3 mm 不等。
  - 肌肉插入点是巩膜破裂的常见部位。
- 视神经在巩膜后部穿出；巩膜后部还有许多小孔，睫状前动脉、睫状后动脉以及涡静脉由此穿过。

角膜

眼球前部透明的部分，透过它可以看到有颜色的虹膜。以角膜缘为界，成人的角膜直径平均为 11.5 mm，中央比周边部（扁长的形状）更陡峭、更薄。角膜有 5 个不同的解剖层（上皮、前弹力层、基质、后弹力层和内皮），它们贡献了角膜的光学和机械特性。

- 角膜的透明度是由于：
  - 基质中 I 型胶原纤维的精确排列。
  - 内皮的持续泵作用可防止积液和肿胀。
- 角膜是无血管的，由外部的泪膜及内部的房水提供氧气和营养。
  - 这是免疫赦免和角膜移植成功的关键因素。
- 睫状长神经（ V_1 分支）在巩膜和脉络膜之间向前走行，终止于角膜，为角膜提供了丰富的感觉神经。

- 解释了与角膜擦伤相关的剧烈疼痛。
- 对角膜的健康至关重要；角膜感觉的丧失可导致角膜混浊以及失明。

前房

在角膜深处和虹膜前方有一个充满液体的空间，称为前房。房水，由睫状体产生的液体，通过瞳孔进入前房，然后排入小梁网。小梁网是一个复杂的结构，位于前房的周边部，与角膜缘相邻，其相关内容将在本书的青光眼章节中详细讨论。

- 前房可在各种病理过程中变得混浊。
  - 前房积血——红细胞在前房聚积。
  - 前房积脓——白细胞在下方聚积。
  - 任何类型的细胞或少量的蛋白质（"闪辉"）都可以在裂隙灯下定量。

葡萄膜

术语葡萄膜指的是虹膜、睫状体和脉络膜。它们构成了眼球壁的中间层。这些结构高度血管化并容易发生炎症，这将在本书的葡萄膜炎章节中详细讨论。

- 虹膜是位于前房后方的环状有色素结构。
  - 阻挡离轴和散射的光线，增加视觉清晰度。
    - 睫状长神经（交感神经）激活放射状的虹膜开大肌，扩大瞳孔。
    - 睫状短神经（副交感神经）激活环状虹膜括约肌，收缩瞳孔。
- 睫状体位于虹膜后方，锯齿缘部玻璃体的前方。睫状体由几种不同的肌肉组成并附着在巩膜表面，双层上皮细胞覆盖在睫状突的表面。这种复杂的结构允许睫状体为以下两个主要功能服务。
  - 睫状突上皮产生房水并驱动眼压。
  - 肌肉张力的变化通过悬韧带传递至晶状体，从而调节晶状体的位置和形状。
    - 改变眼的屈光力和焦距。
- 脉络膜位于外层视网膜和巩膜之间。
  - 由睫状后动脉的多层分支和环状血管组成的高度血管化结构。
  - 高灌注量为代谢活跃的光感受器和外层视网膜提供氧气及营养，并带走废物。
  - Bruch 膜——脉络膜最内层，作为一个重要的物理屏障，防止视网膜下血管异常生长。

晶状体

晶状体位于虹膜的后方，包括几个明显的层次。最外层是晶状体囊。晶状体囊是第二层（即新陈代谢活跃的晶状体上皮）的基底膜。晶状体纤维是由上皮细胞成熟并丢失其细胞核后形成的细胞，在上皮层的深处。它们紧密地排列成同心层，构成晶状体的主体。整个结构由连接晶状体赤道部和睫状体的呈辐射状的悬韧带悬挂。睫状体的收缩可松弛悬韧带的径向张力，并允许晶状体的中央前后厚度增加。这增加了眼的屈光力，并使近处物体进入焦点（调节）。相反，当睫状体放松时，悬韧带张力增加，晶状体形状发生变化，从而使来自远处物体的光聚焦在视网膜上。

- 贡献了 1/3 的眼屈光力。
- 随着更多的晶状体纤维形成，晶状体在整个生命过程中不断生长。
  - 导致视力下降（白内障形成）和硬度增加 / 调节丧失（老视）。

玻璃体

玻璃体是一种大部分由无细胞的、松散的胶原纤维组成，构成眼后段和整个眼球体积的大部分（总共 6 ml，玻璃体占 4.5 ml）。凭借体积优势，玻璃体保持着眼球的形状。在前部于锯齿缘（玻璃体基底部）、在后部于视盘，以及沿视网膜血管紧密地附着于眼球壁的内层。

- 随着年龄增长发生退化和液化；随着胶原纤维的分解，或是由于外伤，玻璃体可能会从视网膜上脱离。
  - 通常对视力没有永久性影响，但偶尔与视网膜裂孔或脱离有关。

视网膜

眼球壁的最内层是视网膜，眼的光敏组织。它由 10 个高度特化的层次组成，传递光信息给视神经，并最终传递给脑的枕叶皮质。光线穿过视网膜并被视网膜最外层的光感受器探测到，然后神经冲动被向内传递到神经节细胞层。神经节细胞层由神经元的细胞体组成，这些神经元的轴突在视盘汇集并离开后部巩膜形成视神经。

- 光感受器分为视杆细胞和视锥细胞。
  - 视杆细胞的数量远远多于视锥细胞，并且对微弱的光刺激更敏感。
  - 视锥细胞专门检测颜色和运动；包括 3 种亚型。

视网膜有双重血液供应，分别来自视网膜中央动脉（视网膜内 1/3）和脉络膜（视网膜外 2/3）。视网膜中央动脉从视神经中心进入眼球并分成 4 个拱形分支（2 个鼻侧和 2 个颞侧），然后在视网膜和玻璃体之间的平面上向周围延伸。

- 颞侧的拱区是黄斑的上、下边界，是确定黄斑范围的重要临床标志。
- 血液沿着静脉弓从内层视网膜回流，静脉血管弓同动脉血管弓伴行。
  - 视网膜中央静脉在视盘汇聚，从视网膜中央动脉旁边离开眼球。

除了这种"内 – 外"结构组织之外，视网膜从中心到周边部还有重要的径向解剖变化。视网膜最后面的部分是黄斑，它负责处理光线形成中央视觉。视网膜的其余部分沿着眼球的内表面向前方延伸，终止于锯齿缘。

- 中心凹——黄斑的无血管中心；视锥细胞密度最大。
  - 提供高敏锐度的中心注视。
- 周边部视锥细胞密度迅速下降，视杆细胞在黄斑以外占优势。

临床光学引言 [3]

理解眼的功能需要了解光如何与眼的光学介质相互作用以及光本身的性质。虽然在现实中，光同时具有波和粒子的特性，但是对眼科医生来说，将光线作为一种理想的射线进行几何处理更为方便。在这种情况下，光从一个点光源发出，穿过眼球的透明结构，然后到达视网膜。

当光线从一种介质穿过另一种介质时，例如，从房水到晶状体，它穿过该界面的角度（入射角）和两种介质的折射率决定了光线的路径。

- 入射角（θ）——光线与其穿过的界面之间的夹角。
- 折射率（n）——给定介质固有的材料属性。

如果入射角不垂直于界面平面，并且两种介质的折射率彼此不同，光线将弯曲并改变方向。这种现象称为折射，是包括眼在内的透镜系统发挥作用的基础。

- Snell 定律——折射光行为的描述 [$n_1 \times \sin(\theta_1) = n_2 \times \sin(\theta_2)$]（图 1.6）。

透镜的几何形状会影响光线通过透镜时的行为。平行光线通过凸透镜（如眼的晶状体）后可会聚到一个焦点。相反，光线通过凹透镜后会彼此发散。

- 凸透镜的焦点位于出射光线的一侧，是光线会聚的点。
- 凹透镜的焦点由出射光线聚焦产生，与入射光线位于透镜的同一侧。

用于量化光的聚散（会聚或发散）程度的单位是屈光度（D）。

- 可以计算为焦距（从透镜到焦点的距离）的倒数。

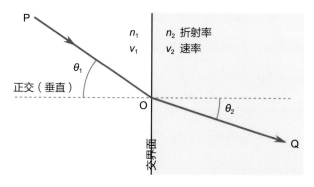

图 1.6 光线穿过不同折射率材料之间的界面时折射的视觉表示（来源：Oleg Alexandrov.English: Snell's Law.; 2006. Accessed July 20, 2022. https://commons. wikimedia.org/wiki/ File:Snells_law.svg）

- 屈光力更强的透镜对光的折射更强，焦距更短（更高的绝对屈光度）。
  - 按照惯例，会聚透镜具有正屈光度，而发散透镜具有负屈光度。
  - 例如，一个 +8D 透镜比一个 +6D 透镜的屈光力更强，弯曲光线的程度也更大。一个 +8D 透镜和一个 −8D 透镜具有相同的屈光力和焦距，但是焦点位于透镜的两侧。

戴眼镜的人都知道，透镜可以用来矫正视力。理想的眼是正视眼，这意味着来自远处物体（> 6 m）的光在穿过眼的光学介质（空气 - 泪液交界面和晶状体）后可完美地聚焦在视网膜上。然而，大多数眼不是正视眼，光线要么聚焦在视网膜前方的一个点（即，在玻璃体腔中），要么聚焦在视网膜后方的一个点。

- 近视——眼的焦点在视网膜前面（"近视眼"）。
  - 通过眼前方的凹透镜矫正，以降低屈光力（图 1.7a）。
- 远视——眼的焦点在视网膜后面（"远视眼"）。
  - 通过眼前方的凸透镜矫正，以增加屈光力（图 1.7b）。
- 负透镜有助于近视患者矫正视力，而正透镜有助于远视患者矫正视力。

目前，配戴所有方向上可均匀折射光线的透镜已经非常方便了。然而，在现实中，大多数天然透镜并不是完全对称的，而是有一些散光。一个透镜反射某一方向的光线比垂直于该方向的光线更强烈。

- 通过配戴在两个垂直轴上具有不同屈光力的眼镜进行矫正。

虽然使用矫正镜片是治疗屈光不正最常见的技术，但针孔法是眼科检查中常用

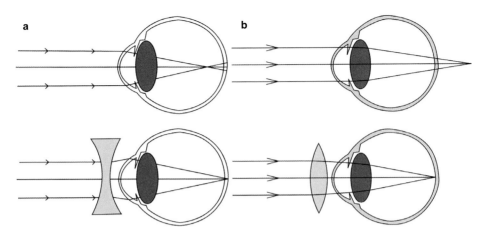

图 1.7　a. 在近视眼中，光线聚焦在视网膜前面，在眼前方放置一个凹透镜可矫正这种离焦。b. 相反，在远视眼中，光线聚焦在视网膜后面，凸透镜可减少焦距，从而使图像聚焦在视网膜上。转载自维基共享资源的公共资料（来源：Garantulis P. Drawing with Shaded Lenses.; 2010. Accessed July 20, 2022. https://commons.wikimedia.org/wiki/File:Myopia-2-3.svg/Source: CryptWizard. English: Schematic Representation of Hypermetropia.; 2007. Accessed July 20, 2022. https://commons.wikimedia.org/wiki/ File:Hypermetropia.svg）

的一种替代性的、快速的、用于改善视力的技术。

- ■　嘱患者通过一个小孔（直径 1.2 mm）看视力表，并评估他们的视力。
- ■　针孔阻挡了离轴的光线，只允许垂直于视轴的中央光线通过并到达中心凹。
- ■　将近视、远视和散光的影响最小化到约 4D。
  - ●　若针孔检查未能提高视力，提示眼部病变。

参考文献

1. Salmon J. Kanski's clinical ophthalmology: a systematic approach. 9th ed. Amsterdam: Elsevier Health Sciences; 2019.
2. Brar V. 2021–2022 Basic and clinical science course, section 02: fundamentals and principles of ophthalmology. San Francisco: American Academy of Ophthalmology; 2021.
3. Schwartz S. Geometrical and visual optics: a clinical introduction. 2nd ed. New York: McGraw Hill Education; 2013.
4. Ducker L, Rivera RY. Anatomy, head and neck, eye lacrimal duct. Treasure Island (FL): StatPearls Publishing; 2022.
5. Gray H. Anatomy of the human body. Philadelphia: Lea & Febiger; 1918.
6. Ch. 1 Introduction—Anatomy and Physiology | OpenStax. https://openstax.org/books/anatomy-and-physiology/pages/1-introduction. Accessed 20 July 2022.

第二章
全面眼科检查

Xiyu Zhao, Catherine Wang, Sidra Zafar, Colin Bacorn, and Emily Li

眼的重要体征

视敏度

视敏度 [译者注：视力] 是指被检查者的视觉清晰度及准确感知微小视觉细节的能力。通过仔细检查视力可以测试潜在的光学和神经因素，如视网膜的功能健康状况以及大脑处理视觉信息的能力。

Snellen 视力表 [1, 2]

视力可以在近距离（距离眼睛 14 英寸）和远距离（距离眼睛 20 英尺以上）测量。最常见的评估工具是 Snellen 视力表（图 2.1），而其他检查工具 Landolt Cs 或 Tumbling E 视力表，适用于那些可能无法阅读字母的患者。Snellen 视力表以分数形式表示视力。分子是指患者阅读字母的距离，分母是指视力正常的被检查者应该能够阅读字母的距离，二者都以"英尺"为单位。

- 每次只检查一只眼的视力，如适用，先戴眼镜检查，然后不戴眼镜检查。
- 检查时应按照从左到右、从顶部到底部的顺序询问患者识别 Snellen 视力表中每行字母的情况。确定他们可以读出大多数字母的最后一行，将该行记录为患者的视力，并将患者识别错的字母数记作减号（例如，20/30−2），或者将患者可以在下一行中读出的字母数记作加号（例如，20/30+2）。
- 当患者的视力低于 20/30 时，则使用针孔法重复检查。如使用针孔法检查时视力进步，则表明患者的视力可以通过戴镜矫正而改善。

---

1 英寸（in）= 2.54 厘米（cm）；1 英尺（ft）= 30 厘米（cm）。

- 如果患者不能读出 Snellen 视力表的最上面一行，就让他数一数几英尺外你举起的手指。慢慢靠近你的患者，直到他们能够数指，并记录该距离。
- 如果患者在 1 英尺的距离仍不能数指，询问患者在该距离能否感觉到手动。如果患者能够感觉到手动，且能感觉到运动的方向，则记录为"有方向的手动"。
- 如果患者不能感知手动，测试患者能否确认光所在的象限位置。并记录为"有投影光感""无投影光感"或"无光感"。检查时确保另一只眼被完全遮盖以保证准确性。

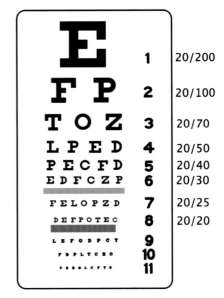

图 2.1　Snellen 视力表及相关视力测量值

- Tumbling E 视力表是一种用于评估年幼儿童和文盲成人视力的工具。不需要让患者辨认字母，只需指出字母"E"开口的方向。

瞳孔

瞳孔检查可以发现严重的视网膜和眼部神经疾病，因此，瞳孔是每次全面眼科检查不可或缺的部分。

瞳孔光反射 [2]

瞳孔的大小由开大肌（受交感神经系统支配）和括约肌（受第 III 对脑神经副交感神经纤维支配）控制。瞳孔缩小是指瞳孔收缩，而瞳孔散大是指瞳孔扩大。瞳孔大小应在明、暗环境下用同一个规尺测量，并以"毫米（mm）"记录。

- 瞳孔光反射检查时应在昏暗的环境中每次检查一只眼。用强光照射测试眼，观察瞳孔的收缩情况（图 2.2a）。然后撤开光源，观察瞳孔散大情况。在同一只眼反复测试，并观察另一只眼的互感性对光反射。
- 瞳孔的正常状态通常被称为"瞳孔等圆，对光反应和调节"（pupils equally round and reactive to light and accommodation，PERRLA）。调节反射是指瞳孔在接近焦点处收缩（图 2.2b）。这种反射随着年龄的增长而减弱。

15

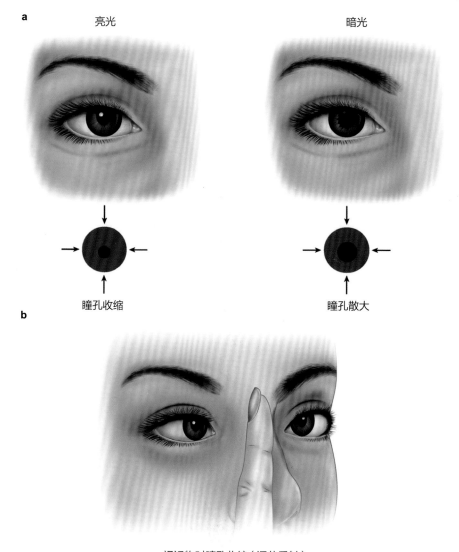

图 2.2　a. 强光和暗光下瞳孔光反射的演示。b. 调节反射的演示：当聚焦于较近的物体时，瞳孔收缩

眼压（IOP）

　　眼压测量是用来确定眼内压力的技术。眼压通常以"毫米汞柱（mmHg）"为记录单位。眼压测量可检测常见于青光眼和葡萄膜炎等疾病的高眼压，以及常见于术后伤口渗漏和眼球穿孔的低眼压。

- 眼压计可分为两大类：压平眼压计和压陷眼压计。压平眼压计是根据压平中央角膜特定区域所需的力来测量眼压。而压陷眼压计是使用已知重量检测造成角膜压陷的量。
- 正常眼压为 10 ～ 21 mmHg，全天在变化[2]。

Goldmann 压平眼压计

Goldmann 压平眼压计是眼压测量的"金标准"，通常整合安装在裂隙灯上。应注意，对于角膜异常的患者，如角膜水肿或角膜瘢痕患者，此设备可能会产生不准确的读数。

使用说明[2]

- 将干净的眼压计尖端插入眼压计双棱镜支架中。
- 将局部麻醉药和荧光素染色剂滴入眼内。
- 让患者在裂隙灯前坐好。
- 将钴滤光片置于裂隙灯前，以突显荧光素染料。
- 使用裂隙灯低倍率放大，将高强度、广角的光束聚焦到眼压计的尖端。
- 指示患者看向被测眼对面的检查者的耳朵，眨眼一次使染料均匀分布。
- 向患者方向推进双棱镜，直到轻轻接触角膜。当接触时，会看到两个半圆（图 2.3）。

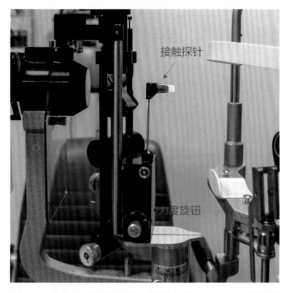

图 2.3 安装在裂隙灯活体显微镜上的 Goldmann 眼压计

■ 慢慢调整力度旋钮，使两个半圆的内边界接触，记录相应的压力读数。

常用手持式眼压计

Tono-Pen 眼压计[2]

Tono-Pen 是一种手持式电子眼压计，利用活塞式尖端测量压平角膜所需要的力（图 2.4）。需要多次测量取平均值。

■ 每天使用前应先校准 Tono-pen 眼压计。

■ 滴入一滴局部麻醉剂，并将一次性无菌盖盖在 Tono-Pen 探针尖端上。按下操作按钮激活设备，确保设备屏幕上不出现"错误"提示。

■ 嘱患者睁开眼直视前方。以握笔的姿势握住 Tono-Pen 眼压计，将探针尖端置于患者角膜中央前方。

■ 将探针尖端快而轻地触及患者的眼，重复操作，直至得到 4 个有效读数，最后平均测量值将出现在设备的 LCD 显示屏上（设备也会发出蜂鸣声）。

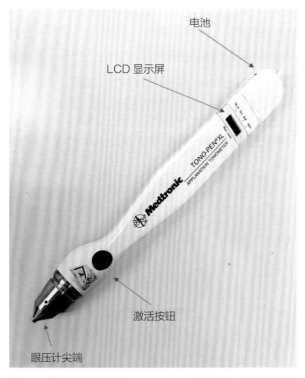

电池

LCD 显示屏

激活按钮

眼压计尖端

图 2.4 带有部件标示的 Tono-pen XL 眼压计。激活按钮也可用于选择压平模式。LCD 显示屏显示以"mmHg"为单位的眼压、收集的压平次数、统计置信度指标和电池寿命状态

- 对另一只眼重复上述步骤。

iCare 眼压计 [2]

iCare 是另一种常用的便携式、手持式眼压计（图 2.5）。它利用回弹机制来测量眼压，需多次测量取平均值。该设备的主要优点是不需要表面麻醉，适用于儿童和不配合的患者。

- 当患者处于舒适的坐姿时，嘱患者睁开眼直视前方。
- 将一次性无菌探头装入眼压计。
- 将 iCare 眼压计平稳置于患者眼前 4 ～ 8 mm 处。
- 按压测量按钮并重复，直至记录 5 个有效读数。最后平均测量值将出现在设备的 LCD 显示屏上。
- 对另一只眼重复上述步骤。

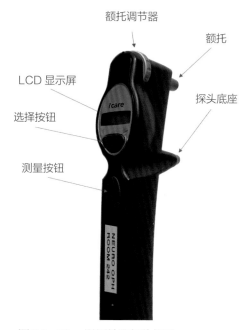

图 2.5 iCare 眼压计和部件标示

Perkins 眼压计

Perkins 眼压计与 Goldmann 压平眼压计的机制相似，但它是一个手持设备。它的便携性是以降低测量精度为代价的，因为设备在测量期间的稳定性得不到保证。

非接触式眼压计

非接触式眼压计通过向角膜喷气、并测量使中央角膜变平所需的时间来测量眼压。对于眼压过高或过低的患者，不建议使用非接触式眼压计。

视野

正常双眼视野跨越水平子午线 170°，跨越垂直子午线 130°。不同的方法测量出来的视野范围不同。视野缺损有助于疾病诊断、有助于追踪某些疾病随时间的进展，并能评估患者对治疗的反应。

视野检查

对照法[1, 2]

- 患者坐在检查者的对面，让患者用手遮住一只眼。检查者闭上与被检查者正对的眼（如果被检查者遮住左眼，则检查者闭右眼）。
- 在 4 个象限的边缘，通过移动一个物体，通常是一根手指，来比较被检查者与检查者的视野。也可以让患者数一数检查者在象限边缘举起的手指的数量，记录感知上的差异。

Amsler 网格[1, 2]

Amsler 网格是一种手持式卡片，用于测试视野中心 20°。该方法常用于评估黄斑功能，特别是当患者出现中心视物变形或缺损的症状时（图 2.6）。

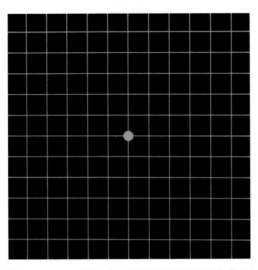

图 2.6　Amsler 网格（白色背景和黑色线条也常见）

- 请患者遮挡非测试眼，将测试网格置于 12 英寸（0.3 m）远。嘱患者注视中心点，评估网格的任何部分是否出现变形或缺损。嘱患者画出变形或缺损的部分。另一只眼重复上述步骤。

平面视野计 [1, 2]

平面视野计由一块黑色毡子和一个小白球组成，用于测试视野中心 60°（图 2.7）。

- 患者坐在离屏幕 3 ~ 6 英尺（1 ~ 2 m）处，遮挡一只眼。将小白球慢慢移向中心，并在毡上记录患者第一次看到球的位置。用逐渐变大的物体测试盲点，以评估视野缺失的严重程度。

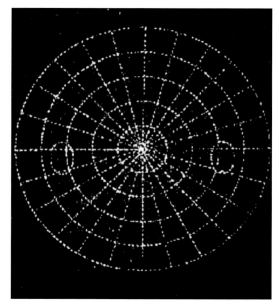

图 2.7　带盲点标记的平面视野计

半球视野计

半球视野计 [译者注：弧形视野计] 是一种测试所有视野度数的仪器，可以是自动的，也可以是手动的（图 2.8）。自动视野计具有视觉刺激标准化及患者主动应答的优点，但当患者无法操作自动界面时，仍然可以使用手动检测。

在自动检测过程中，将患者的下巴放在下巴托（图 2.8c）上，并指导患者注视中心点。指导患者在测试过程中感知到刺激时触发机器（用手持控制）。对不同的视野位置进行检测，直到确定每个位置的阈值（50% 的时间看到的刺激强度）。

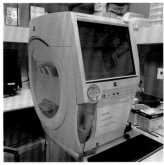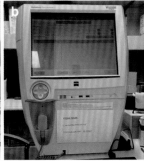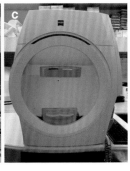

图 2.8 a. Humphrey 视野计（HFA）的侧面图。b. HFA 的操作员视图。c. HFA 的患者视图

- 瑞典交互式阈值算法（SITA）已成为快速、可靠的视野测试的首选方法。SITA 有几个测试程序——30-2、24-2 和 10-2 程序。程序的第一个数字是指从注视中心到颞侧检测幅度的视野范围，后一个数字是指程序的版本。
- 24-2 和 30-2 程序通常用于一般筛查、早期青光眼和神经系统疾病。
- 10-2 程序通常用于黄斑疾病或主要影响中心视野的疾病。

眼前段

裂隙灯检查（SLE）引言

裂隙灯显微镜能够放大（10 ~ 25 倍）并立体检查眼前段。眼前段包括眼睑、结膜、角膜、前房、虹膜、后房、晶状体和前部玻璃体腔（图 2.9）。当与特定的眼科透镜一起使用时，它还可以看到前房角和眼后段。在裂隙灯检查期间，患者取坐位，下巴放在下巴托上，而检查者坐在患者对面，通过双目镜观察。裂隙灯将不同长度、宽度、亮度和颜色的光束投射到患者的眼上，使检查者能够扫描眼表结构，获得横截面视图，并观察细节 [2, 3]。

总体考虑

- 裂隙灯检查没有绝对的禁忌证，但对于不能坐在裂隙灯前的患者应谨慎。
- 裂隙灯检查通常在光线昏暗或黑暗的环境中进行。
- 按照一定的步骤检查眼睑和眼。一般情况下，从左到右，从上到下，从前到后。从低倍率和弥散光照明或直接局部照明开始，然后转向高倍率和更专业的照明技术。

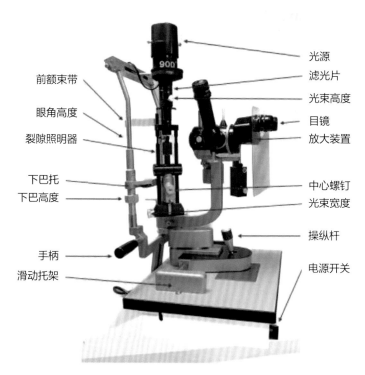

图 2.9 带有组件标示的裂隙灯活体显微镜

体位 [3]

- 调整检查椅高度和瞳距，以获得舒适感。将目镜屈光度调至 0（检查者应配戴自己的矫正眼镜），并将放大率调至低倍。

- 将患者下巴放在下巴托上，并指导患者始终保持前额与前额束带紧密接触（图 2.10）。调整桌子高度和下巴托，使患者瞳孔与水平标记对齐。

- 调整裂隙灯焦点，使一束又高又窄的白光直射到患者的鼻梁上。使用粗焦，直接用肉眼可以看到一个清晰的图像。然后切换到双目镜，并使用微调焦操纵杆在放大倍率下获得一个清晰的图像。

- 确认光束以 45° 角从颞侧向鼻侧方向投射，并将设备从眼的一侧移动到另一侧。

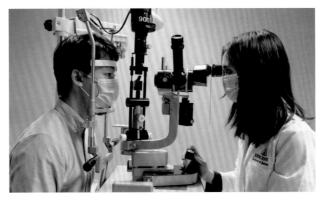

图 2.10　裂隙灯检查时患者（左）和检查者（右）的正确体位

眼睑和结膜 [2, 3]

- 检查上、下眼睑时，重点检查皮肤病变。注意每个病变的大小、颜色、外观和部位。评估相关的睫毛脱落情况和正常眼睑解剖的变形情况。

- 翻转上眼睑评估上睑结膜。指示患者向下看并用手捏住睫毛将其固定，同时在一个支点（通常是棉签头部）上翻转眼睑（图 2.11）。取下棉签，并将眼睑保持在翻转位置，将裂隙灯水平扫过暴露的眼睑结膜。

- 为了评估患者的上方球结膜，向上牵拉眼睑，并让患者向下看。将裂隙光带从颞侧移动到鼻侧，检查整个球结膜。必要时使用裂隙灯检查有无擦伤、肿胀或分泌物。

- 评估下睑结膜。指导患者向上看，同时用手指或棉签向下拉下眼睑。将裂隙灯水平扫过暴露的结膜。然后以评估上方球结膜的方式检查下方球结膜。

- 任何病变的大小都可以通过将垂直方向的光束聚焦到病变上并调整光束的高度直到它等于病变的高度来测量。裂隙灯上的刻度以"0.1 mm"为单位表示光束高度（即病变高度）。可以将光束旋转 90° 并调整以测量水平尺寸。

角膜 [1]

- 将光束以 45° 角聚焦于鼻侧或颞侧，设置为低倍率，然后水平向左和向右滑动裂隙灯以查看角膜上皮。如果出现异常，可改用高倍率进行更仔细的

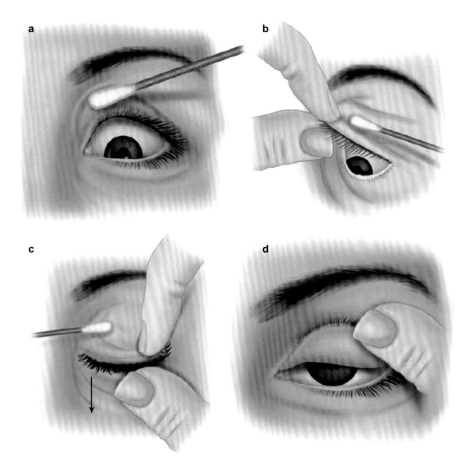

图 2.11　a ~ d. 使用棉签翻转上眼睑的手法

检查，并注意受累部位的大小和深度。以同样的方式逐步向后方聚焦，检查角膜基质层和内皮层。

荧光素染色检查角膜上皮缺失 [1]

- 弄湿荧光素条，并将其尖端轻轻放于下穹隆处。避免直接接触角膜表面（Seidel 测试除外），以免造成磨损。
- 指示患者眨眼，将染料散布在角膜上。
- 将钴蓝色滤光片置于裂隙灯光束上，加宽光束，分别在低、高强度下观察角膜，以确定染色区域。在钴蓝色滤光下角膜上皮破裂处发出明亮的荧光。

泪膜破裂时间（TBUT）[1]

评估泪膜的质量（是否存在碎屑）、泪河高度和泪膜破裂时间，以帮助诊断干眼症。

- 使用弥散光照明，寻找正常泪膜光亮的特征，与干眼症的粗糙外观进行对比。
- 泪河高度是通过使用高而窄的光束观察泪膜的横切面来评估的，在下睑缘找到并观察新月形泪河的高度。
- 用荧光素染色泪膜来评估破裂时间。使用钴蓝色滤光片和弥散光照明观察两次眨眼之间黑色干斑的出现，计算每次眨眼与出现第一个干斑之间的秒数（正常为 10 秒或更长）。

前房 [2, 3]

正常情况下，前房应该是透明的。如果前房混浊则提示存在病理改变，可以在裂隙灯下观察。

- 为了检查前房，将光束调整为大约 1 mm × 1 mm 并聚焦在角膜和虹膜之间。
- 检查前房是否有"闪辉"（像烟雾飘浮在光束中）和细胞（光束中小的、可移动的、可折射的点）。细胞或闪辉的出现提示存在病理改变。
- 指导患者进行几次快速扫视，这样会摇动房水中漂浮的混浊物，使其更加明显。
- 裂隙灯也可以用于评估前房深度。在使用扩瞳滴眼液之前，将裂隙光束以 60° 角对准角膜周边，观察虹膜与角膜内表面之间的距离。如果距离小于 1/4 角膜厚度或有虹膜根部与角膜周边接触的证据，则提示闭角型青光眼的风险增加。

虹膜 [1, 3]

虹膜表面和瞳孔边缘可以通过直接照明法进行检查，以确认有无色素沉着、病变或新生血管形成。

- 透照法可用于检测后照视网膜下的虹膜异常。将光线调整为一束短而窄的光束，并直接通过瞳孔照射。观察虹膜是否有来自视网膜的反射光。

晶状体 [3]

- 使用窄光束，晶状体的光学切面可显示其多层结构（囊、皮质和核）。

因此，裂隙灯是评估白内障的理想工具。可用直接照明法检查前囊性白内障和核硬化，而后囊性白内障和囊膜下白内障最好用后照法观察。

- 裂隙灯检查也可用于评估天然晶状体或人工晶状体的脱位（创伤或结缔组织疾病）。

眼后段

可以使用直接检眼镜、间接检眼镜或裂隙灯活体显微镜检查眼后段。本节将介绍直接检眼镜和间接检眼镜。

直接检眼镜

概述

- 直接检眼镜是一种手持仪器，由光源、观察窗、各种内置滤光片以及调节光强度和模式的开口组成（图 2.12）。
- 直接检眼镜在 15 倍的放大倍率下，以 5° 的视野产生一个直立的、虚拟的视网膜图像。
- 直接检眼镜适用于检查视盘及相关血管。

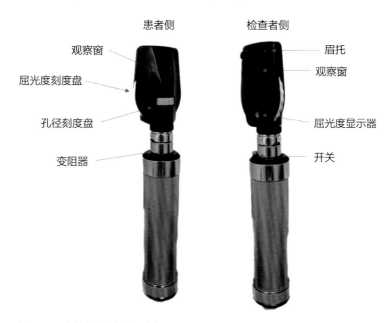

图 2.12　直接检眼镜及部件标示

检查 [1]

- 在 2 英尺（0.6 m）处评估患者的红光反射，以评估屈光介质是否有混浊。
- 检查者将检查眼对应于患者的被检查眼（即检查者的左眼与患者的左眼对应，并通过检眼镜的观察窗进行检查。
- 使用检眼镜的刻度盘调整检眼镜的焦点，聚焦虹膜，检查屈光介质和玻璃体漂浮物。
- 指导患者向远处看，将焦点调整至眼底。
- 将检眼镜向颞侧倾斜约 15°，并将光束居中，使视盘和周围视网膜清晰可见。绿色滤光片可以用来增强神经纤维的可见性。

间接检眼镜

概述

- 间接检眼镜可以评估眼后段，具有立体视觉、大视场、能够结合巩膜压陷进行周边检查等优点。
- 间接检眼镜由一个带有光源的双目头盔以及放在检查者和患者眼之间的各种眼科透镜组成（图 2.13）。图像是立体的、倒置的和反转的。

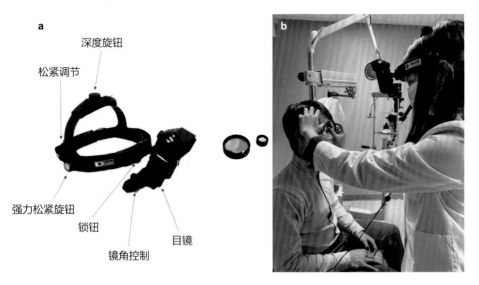

图 2.13　a. 头戴式间接检眼镜和检查透镜。b. 使用间接检眼镜检查患者的右眼

- 图像放大倍率根据检查时使用的透镜不同而有所不同。+20 D 透镜通常用于常规的眼部检查。+14 D 透镜提供了更高的放大倍率，可以用较小的视野检查视盘的细节，而 +30 D 透镜提供了较低的放大倍率以获得更宽的视野，适用于瞳孔较小的人。

头盔调整

- 将目镜靠近你的眼，不要接触鼻梁。
- 调整瞳距，使你在一臂的距离内有一个舒适的双眼视野。

透镜位置和检查 [2]

- 用你的非优势手的拇指和示指夹住合适的透镜，凸面朝向自己。使用非优势手的中指和优势手的拇指来使患者睁开眼。
- 调整透镜的位置，使目标区域的图像完全、均匀地布满透镜。你可能还需要调整光束的大小和亮度。
- 先检查视盘和黄斑，然后再检查周边。

巩膜压陷 [1, 2]

巩膜压陷是一种通过间接检眼镜观察周边部视网膜和锯齿缘时用到的技术。该检查用于识别周边视网膜裂孔和视网膜脉络膜病变。

- 用优势手的拇指、示指和中指握住顶压器。可以直接压陷眼球（滴入麻醉滴眼液后）或通过眼睑压陷眼球。
- 用顶压器轻轻施加压力，将顶压器向前滑动，必要时调整透镜，嘱患者尽量向顶压器方向注视，而你站在眼的另一侧。
- 有条不紊地在眼周铵顺时针或逆时针顺序重复该过程，直至检查完整个周边部。

参考文献

1. Leitman MW. Manual for eye examination and diagnosis. New York: Wiley Blackwell; 2017.
2. American Academy of Ophthalmology. Practical ophthalmology: a manual for beginning resi dents. 6th ed. San Francisco: American Academy of Ophthalmology; 2009.
3. Knoop KJ. Slit-lamp examination. In: Post TW, editor. UpToDate. Waltham: UpToDate; 2022.

第三章
眼整形与眼周肿瘤

Hannah Miller, Rebecca Li, and Christopher J. Hwang

解剖学

眼眶解剖 [1, 2]

- 骨性眼眶由 7 块骨骼组成，它们保护和容纳眼球、眼外肌、动脉、神经和脂肪（图 3.1）。眶平均容积为 30 ml。眶上裂分隔蝶骨的大、小翼，并为神经、动脉、静脉进入眶内提供通道。视神经穿过蝶骨小翼内的视神经管。眶上裂中央和视神经管周围是纤维性总腱环，它是 4 条直肌的起点。
- 眶顶的骨骼。
  - 额骨和蝶骨小翼。
- 眶底的骨骼。
  - 上颌骨、腭骨和颧骨。
  - 面部外伤时经常骨折（即，眼眶爆裂性骨折）。
- 外侧壁的骨骼。
  - 颧骨和蝶骨大翼。
  - 眶外侧壁是眼眶最坚固的壁。
- 内侧壁的骨骼。
  - 筛骨、泪骨、上颌骨和蝶骨小翼。

眼睑解剖 [1, 2]

- 眼睑保护眼并保持眼表的润滑性。眼睑由以下 7 层组成（图 3.2）。
  - 皮肤和皮下组织。
  - 牵引肌（闭眼）。

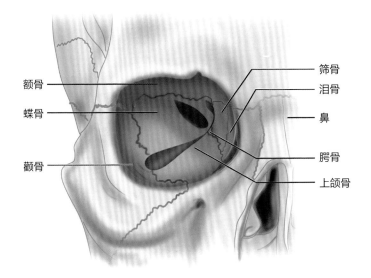

图 3.1 眼眶的骨骼

- 眶隔。
- 眶脂肪。
- 收缩肌（睁眼）。
- 睑板。
- 睑结膜。

■ 睑板由致密的结缔组织组成，为眼睑提供结构性支撑。睑板两端呈锥形，并通过眦腱附着于眶缘骨膜。这些附着物决定了睑裂的轮廓，对维持正常的眼睑位置至关重要。

■ 睑板腺是睑板内垂直方向的腺体，通过沿睑缘的开口分泌泪膜的脂质成分。

■ 眼轮匝肌是由第Ⅶ对脑神经（CN Ⅶ）支配的环形肌，是眼睑的主要牵引肌。眼睑部分负责不自主的眼睑运动（如眨眼），眼眶部分负责自主闭合眼睑。睑缘的灰线是由睑板前眼轮匝肌（也称 Riolan 肌）形成的。

■ 收缩上眼睑的肌肉是上睑提肌和 Müller 肌。上睑提肌起源于蝶骨小翼，其前部有一条强壮的肌腱，沿睑板前表面插入。上睑提肌由第Ⅲ对脑神经（CN Ⅲ）支配。Müller 肌起源于上睑提肌下方，并插入睑板上缘。Müller 肌由交感神经系统支配，可上提上眼睑 2 ~ 3 mm。

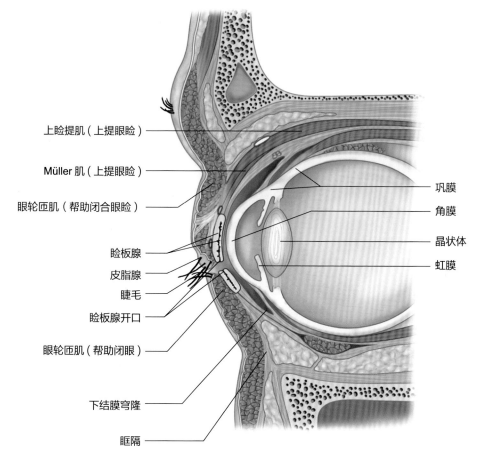

上睑提肌（上提眼睑）

Müller 肌（上提眼睑）

眼轮匝肌（帮助闭合眼睑）

睑板腺

皮脂腺

睫毛

睑板腺开口

眼轮匝肌（帮助闭眼）

下结膜穹隆

眶隔

巩膜

角膜

晶状体

虹膜

图 3.2　眼睑解剖

- 在下眼睑，下睑板肌类似于 Müller 肌，睑筋膜囊类似于上睑提肌腱膜。这些结构为收缩下眼睑服务。

- 眶隔是一层薄的、纤维性的组织薄片，起源于眶缘骨膜。上睑眶隔与上睑提肌腱膜融合，是阻止感染深入眼眶的重要屏障。

- 上眼睑有 2 个脂肪垫，下眼睑有 3 个。在上眼睑，中央脂肪垫和内侧脂肪垫位于眶隔之后和上睑提肌腱膜之前。在下眼睑，内侧脂肪垫、中央脂肪垫及外侧脂肪垫位于眶隔和睑筋膜囊之间。内侧脂肪垫和中央脂肪垫被下斜肌分隔。

- Whitnall 韧带支撑上眼睑，同时也是上睑提肌的支点。Lockwood 韧带是下眼睑的类似结构。

- 眼睑的动脉血供来自眼动脉、面动脉和内眦动脉等，它们在睑缘和眼睑周边形成动脉弓。这些动脉弓在颈内动脉和颈外动脉之间形成一个分水岭，并为眼睑结构提供丰富的血流。
- 睑静脉引流可分为眶隔前引流和眶隔后引流。内侧眶隔前组织引流入内眦静脉，外侧眶隔前组织引流入颞浅静脉。眶隔后结构的静脉血流入面前静脉、眶静脉和翼丛。
- 眼睑内侧的淋巴管引流入颌下淋巴结，外侧的淋巴管引流入耳前浅表淋巴结。

泪道系统解剖 [3]

- 泪道系统可分为分泌（泪液产生）系统和排出（泪液引流）系统。
- 泪腺是主要的泪液外分泌腺，位于眶上外侧。泪腺被上睑提肌腱膜分为眶叶和睑叶。
- 副泪腺，即 Krause 腺和 Wolfring 腺，分别位于结膜穹隆及睑板上缘，也有助于泪液的产生。
- 泪道系统的排泄部分始于泪点，泪点是内侧睑缘的小开口（图 3.3）。每个眼睑的泪点引流泪液流入泪小管。上、下泪小管汇合形成泪总管，引流泪液流入泪囊。最终，泪液从泪囊流出，通过鼻泪管流入鼻腔下鼻道。

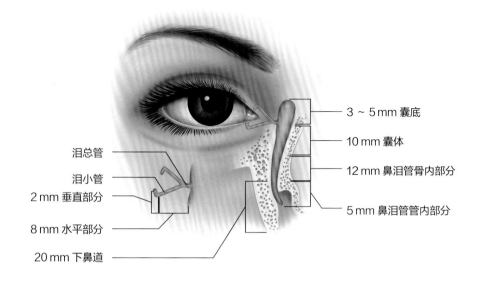

泪总管
泪小管
2 mm 垂直部分
8 mm 水平部分
20 mm 下鼻道

3 ~ 5 mm 囊底
10 mm 囊体
12 mm 鼻泪管骨内部分
5 mm 鼻泪管管内部分

图 3.3　泪道排出系统

上睑下垂 [3]

上睑下垂

- 眼睑下垂，通常称为上睑下垂，是指上睑缘下移（图 3.4）。
- 上睑下垂可以是先天性的，也可以是获得性的，并且可以通过病理生理进一步鉴别。
  - 腱膜性。
    - 由于上睑提肌腱膜从睑板层裂开。
    - 是上睑下垂的最常见原因。
  - 肌源性。
    - 先天性肌源性上睑下垂是由上睑提肌发育不良导致功能不全引起的。
    - 获得性肌源性上睑下垂继发于肌病，如强直性肌营养不良、眼咽营养不良、慢性进行性眼外肌麻痹或重症肌无力（MG）。

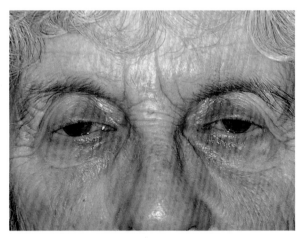

图 3.4　上睑下垂

  - 神经源性。
    - Horner 综合征，CN Ⅲ 麻痹，重症肌无力，下颌瞬目综合征。
  - 机械性。
    - 肿块病变（肿瘤、水肿）压低眼睑。
    - 瘢痕组织将眼睑束缚在一个下垂的位置。

- 外伤性。
  - 手术创伤、钝力外伤、裂伤都可能机械性地破坏眼睑功能。

上睑下垂评估 [3]

- 评估的第一步是从患者处获得详细的病史，包括有症状组织的长度、外伤史或近期手术史、全身症状及上睑下垂的可变性。
- 检查眉毛位置、面部对称性、眼睑位置、眼睑上是否有多余皮肤（皮肤松弛）、瞳孔反应和眼外运动（图 3.5）。
- 评估涉及以下几个关键测量。
  - 睑缘反射距离（MRD）——角膜光反射到睑缘的距离（图 3.6）。
    - MRD1 是从上睑缘到角膜光反射的距离。
    - MRD2 是从下睑缘到角膜光反射的距离。

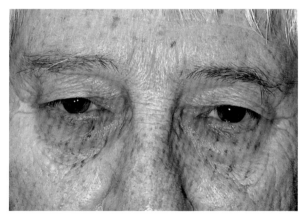

图 3.5　皮肤松弛（注意悬垂睫毛上方多余的上眼睑皮肤）

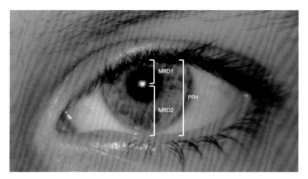

图 3.6　眼睑测量（PFH，睑裂高度）（来源：https:// www. ophthalmologyreview.org/ bcsc-fundamentals/ eyelid-anatomy）

- 垂直睑裂高度——从上睑缘到下睑缘的距离。
- 上睑皱襞位置——从睑缘到中央眼睑皱襞的距离。
  ○ 没有或异常高（> 10 mm）的上睑皱襞可能提示腱膜性上睑下垂。
- 上睑提肌功能——额肌固定时，从下凝视到上凝视睑缘移动的幅度。
- 兔眼——闭合时睑缘之间的垂直距离。
  - 在上睑下垂的特殊病例，可能需要其他的检查。
    - Horner 综合征和 CN Ⅲ 麻痹——通过神经影像学评估动脉瘤或颅内病变。
    - 重症肌无力——检查时评估有无疲劳、复视、吞咽困难或轴性肌无力。
    - 其他的检查可能包括冰袋试验、胸部 CT 和实验室自身抗体评估。

上睑下垂修复 [3, 4]

- 手术修复上睑下垂主要有 3 种技术。
  - 外侧上睑提肌提升术（ELA）。
  - Müller 肌 – 结膜切除术（MMCR）。
  - 额肌悬吊术。
- ELA 常用于上睑提肌断裂或腱膜性上睑下垂的病例。先在上睑皱襞处做一个切口，将睑板层和提肌肌腱分离，然后将上睑提肌腱膜前徙并固定在睑板上。
- MMCR 包括经结膜切除 Müller 肌和结膜，然后将这些组织前徙到睑板上缘 [4]。
- 如果患者有较差的（< 4 mm 的移动）提肌功能或没有提肌功能，可能需要额肌悬吊术来矫正上睑下垂。在该手术中，使用自体、同种异体或合成材料将上眼睑悬吊在额肌上；为了提高眼睑，需要提高眉部。

下眼睑错位 [3]

睑外翻

- 睑外翻的特征是下睑缘向外旋转，离开眼球表面。主要有 5 种类型：先天性、瘢痕性、麻痹性、机械性和退行性（图 3.7）。
- 先天性睑外翻通常与遗传综合征有关，由前板层功能不全引起。

- 瘢痕性睑外翻是由眼睑皮肤瘢痕引起的，可继发于化学或热烧伤、光化学损伤、外伤或炎症性皮肤病。
- 麻痹性睑外翻发生在 CN Ⅶ麻痹病例，通常伴有眼睑闭合不良，并可导致暴露性角膜病变。
- 机械性睑外翻通常继发于下眼睑病变。
- 退行性睑外翻主要是由水平眼睑松弛以及眼睑与眶缘附着不足导致的。这种形式的睑外翻通常见于年长的患者。
- 睑外翻的手术矫正是根据潜在的病理生理进行的。水平松弛可以用外侧睑板条（LTS）来解决，LTS 可以缩短眼睑并加强眼睑与外侧眶缘的附着。瘢痕性睑外翻通常需要植皮来矫正眼睑位置。

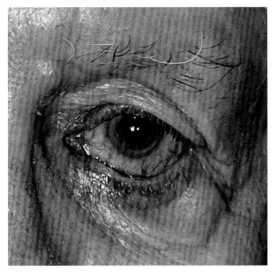

图 3.7　睑外翻

睑内翻

- 睑内翻的特征是下睑缘向眼球方向内旋。主要有 3 种类型：先天性、退行性和瘢痕性（图 3.8）。
- 睑内翻可由眼轮匝肌作用过强引起，通常发生在下眼睑松弛时，称为急性痉挛性睑内翻。
- 先天性睑内翻罕见，是睑板发育异常的结果。
- 退行性睑内翻常继发于眼睑松弛或眼睑牵引肌无力。
- 瘢痕性睑内翻是由睑结膜瘢痕和睑结膜收缩引起的。眼瘢痕性类天疱疮、慢性结膜炎和 Steven Johnson 综合征都是引起睑内翻的已知原因。上睑内翻也可发生在沙眼的情况下，并导致上睑倒睫和眼表瘢痕。

■ 睑内翻修复：将下眼睑牵引肌重新连接到睑板上，切除多余的眼轮匝肌，并水平收紧下眼睑。瘢痕性睑内翻修复通常需要移植后板层（例如，从口腔黏膜移植）。

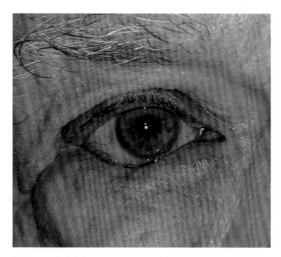

图 3.8　睑内翻

眼睑病变 [3, 5, 6]

眼周肿物的评估

■ 良、恶性肿物可起源于眼睑结构。当评估眼睑病变时，重要的是获得病变的详细病史和患者的危险因素。患者病史应包括以下方面。

- 晒伤史。
- 癌前病变或癌性病变史。
- 既往放射治疗史。
- 吸烟史。
- 免疫功能低下史（艾滋病、使用免疫抑制药物）。
- 病变持续时间。
- 外观或大小的变化。
- 有无疼痛和出血。

- 以下几种体征表明可能是恶性肿瘤。
  - 溃疡。
  - 出血
  - 病变无法愈合。
  - 正常眼睑结构丧失，如睫毛毛囊（睫毛脱落）、睑板腺和睑缘结构丧失。
  - 色素改变。
  - 血管显著（毛细血管扩张）。

眼睑良性病变

- 起源于眼周上皮组织的病变是最常见的良性眼睑病变。常见的上皮病变包括乳头状瘤、脂溢性角化病、皮赘、黄色瘤、传染性软疣和表皮包涵囊肿（图3.9）。
- 良性病变也可能源于眼睑内的其他结构，如皮脂腺、睫毛毛囊和汗腺。
- 睑板腺囊肿（霰粒肿）和睑腺炎（麦粒肿）是由皮脂腺阻塞引起的炎症性病变。保守治疗包括定期热敷和局部使用抗生素。如果保守治疗失败，可能需要手术切除。

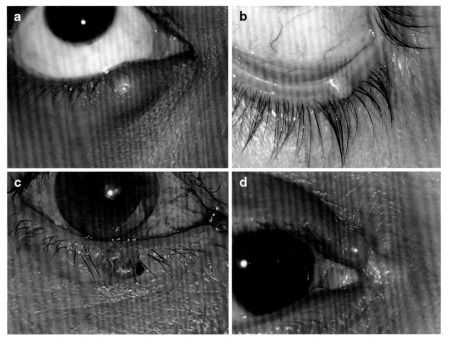

图3.9　眼睑良性病变。a. 睑板腺囊肿。b. 真皮痣。c. 脂溢性角化病。d. 汗腺瘤

- 起源于外分泌汗腺的肿物包括外分泌汗腺瘤、汗管瘤和多形性腺瘤。
- 起源于毛囊的肿瘤包括毛发上皮瘤、毛囊瘤、毛根鞘瘤和毛母质瘤。
- 良性黑素细胞性皮肤病变常见于眼周区域，包括痣、雀斑、单纯性斑点、皮肤黑素细胞增多症、黄褐斑和蓝痣。

眼睑恶性病变 [3, 5, 6]

- 基底细胞癌（BCC）是眼睑最常见的恶性肿瘤。
  - 基底细胞癌的危险因素包括白皙皮肤、阳光暴露和吸烟。
  - 结节性基底细胞癌通常表现为珍珠状隆起病灶，伴有溃疡和毛细血管扩张（图 3.10）。硬化型基底细胞癌侵袭性更强，边界不确定。基底细胞癌也可能表现为伴睫毛脱落的慢性眼睑炎症。
  - 转移在基底细胞癌中并不常见。
  - 基底细胞癌的处理从记录病变的大小、位置和特征开始。病变的照片应在活检之前拍摄，这是确认诊断所必需的。
  - 确诊后，Mohs 显微外科手术是首选的切除方法，以确保清晰的边缘并保留未受累的组织。
- 眼睑的鳞状细胞癌（SCC）常起源于晒伤的皮肤或癌前病变（光线性角化病）。
  - 鳞状细胞癌比基底细胞癌更具侵袭性，更有可能转移。
  - 有免疫缺陷史或器官移植史的患者患病风险更高。
  - 病变通常呈扁平状或鳞状。

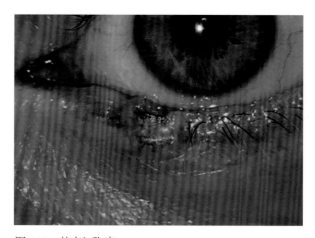

图 3.10　基底细胞癌

- 如基底细胞癌一样，Mohs 显微外科手术是眼睑鳞状细胞癌的首选治疗方法。
- 皮脂腺癌是一种侵袭性恶性病变，起源于睑板腺、Zeiss 腺或皮脂腺。
  - 肿瘤常伪装成良性病变，延误诊断。通常，皮脂腺癌最初类似于慢性睑缘炎或睑板腺囊肿。
  - 可能与胃肠道恶性肿瘤（Muir-Torre 综合征）有关。
  - 需要通过睑板全层活检才能确诊。皮脂腺癌可表现为变形性扩散，活检可用于评估周围结膜的卫星病变。
    - 对于侵犯眼眶的大肿瘤，可能需要广泛的局部切除甚至眶内容物剜除。
- 皮肤黑色素瘤可由黑色素细胞痣或称为恶性雀斑样痣的癌前病变自发发展而来。
- 眼睑黑色素瘤通常表现为扁平病灶，具有不同程度的色素沉着和不规则的边界。病灶可能溃烂或出血。
- 皮肤黑色素瘤的 4 种形式是：恶性雀斑样痣黑色素瘤、结节性黑色素瘤、浅表扩散性黑色素瘤和原发于痣的黑色素瘤。
- 恶性雀斑样痣黑色素瘤是头颈部黑色素瘤最常见的形式，通常垂直侵袭。
- 皮肤黑色素瘤必须积极处理，应广泛切除并确保边缘干净。其他辅助治疗方法包括免疫疗法、局部使用抑制剂和局部淋巴结清扫。

溢泪 [3]

概述

- 溢泪是指由于泪液分泌和流出不平衡而导致的流泪。真正的溢泪发生在流出道阻塞的情况下。
- 最常见的泪道系统异常是先天性鼻泪管阻塞（NLDO）。
  - 先天性 NLDO 通常是由鼻泪管远端（NLD）的 Hasner 瓣阻塞引起的。
  - 在没有急性感染（泪囊炎）的情况下，可采取保守治疗：泪囊按摩（Crigler 按摩）和预防性使用局部抗生素。
  - 大多数病例在出生后第一年无须干预。如果症状持续存在，或者出现泪囊炎，通常需要进行泪管探查和置入支架。

评估

- 评估患者溢泪时，第一步是获得全面的病史。
  - 确定溢泪是持续性的还是间歇性的，泪液是透明的、黏液样的还是血性的。
  - 是否有泪囊炎病史。
  - 是否有季节性过敏或鼻塞。
  - 面中部是否受过外伤或接受过手术。
  - 是否接受过化疗或放射性碘治疗。
- 鉴别假性溢泪和真性溢泪十分重要。假性溢泪是在没有流出道阻塞的情况下流泪，可能是由眼表疾病、眼睑错位、感染或倒睫引起的。
- 应评估泪点是否狭窄或闭塞。应对泪囊进行压迫，若引起黏液性反流，提示存在 NLDO。如果注意到患者泪囊有血性泪液或血液反流史，应怀疑恶性。
- 染料消失试验可用来测量从泪膜中清除荧光素染料所需的时间，并评估泪液通过泪道系统的流动。人工冲洗也可用于评估泪道系统的通畅程度。

处理

- 治疗眼表疾病或干眼症，清除溢泪残留的成分。
- 眼睑错位也应通过手术收紧和（或）重新对位来解决。
- 获得性溢泪的手术处理取决于流出道阻塞的程度和位置。
  - 泪点狭窄可通过泪点扩张或泪点成形术来解决。
  - 泪小管狭窄或梗阻可行泪小管成形术。如果不能行泪小管成形术，则可能需要行结膜泪囊鼻腔造瘘术（cDCR）并插入 Jones 管。
- 鼻泪管部分狭窄可能对探查和支架置入反应良好，有时与球囊泪囊成形术联合使用。
- 完全性 NLDO 需要通过泪囊鼻腔造瘘术（DCR）进行修复。在这个手术中，需要在泪囊和中鼻道之间建立一个瘘管，重建泪液进入鼻腔的通道。

外伤

眼睑和眼眶的损伤机制包括钝力伤和尖锐穿通伤。仔细检查眼周区域、眼睑、眼球和眼眶是至关重要的。

眼睑裂伤

- 眼睑裂伤的检查应包括评估所涉及的结构、损伤程度以及是否存在异物。
- 任何眼周损伤都应进行完整的眼科检查，以评估是否有相关的开放性眼球外伤。
- 眶脂肪暴露提示侵犯眶隔并可能累及深部眼眶。
- 浅层皮肤裂伤可以缝合或让其形成肉芽；修复后应在皮肤上涂抹局部抗生素软膏。
- 累及睑缘的裂伤需要有条不紊地重新对合前后层，以防出现睑缘缺口或眼睑错位。
- 累及泪小管系统的裂伤应通过泪点扩张和泪小管探查确认。累及泪小管的裂伤需要放置硅胶支架进行修复，以降低泪小管阻塞和慢性溢泪的风险。

眶骨折 [7]

- 眶骨折在眶周或面部外伤中很常见。任何足以造成眶骨折的损伤都应进行完整的眼科检查，以排除眼球损伤。
- 许多眶骨折可能不需要手术修复，可以先观察。
- 骨折修复的常见适应证如下。
  - 眼外肌陷入（儿童活瓣骨折）。
  - 第一眼位 15° 范围内复视。
  - 眶底骨折大于 50%。
  - 明显的（> 2 mm）眼球内陷或眼球向下。

甲状腺眼病 [8-10]

概述

- 甲状腺眼病（TED），也称为 Graves 眼病，是一种影响眼周和眼眶组织的炎症性疾病，最常与 Graves 病相关。TED 也可发生在桥本甲状腺炎和甲状腺功能正常的患者。

- TED 是由循环免疫球蛋白激活眼眶成纤维细胞中的促甲状腺激素受体（TSHR）和胰岛素样生长因子 I 受体（IGF-IR）引起的。成纤维细胞的活化导致眼眶组织的扩张和纤维化。
- 患者表现为广泛的疾病谱，从轻度干眼到明显的眼球突出和压迫性视神经病变。眼球突出和眼睑退缩（单侧或双侧）是 TED 最常见的体征。
- TED 的严重程度与甲状腺激素（T3、T4）无关。
- TED 在女性更常见，发病率是男性的 6 倍。
- 吸烟是 TED 的一个可改变的危险因素，所有吸烟患者都应戒烟。

诊断

- 根据特征性临床表现做出 TED 诊断。
  - 眼睑退缩。
  - 向下凝视时眼睑迟滞。
  - 眼睑水肿和（或）红斑。
  - 球结膜水肿或泪阜炎症。
  - 眼球突出。
  - 眼球运动受限。
  - 压迫性视神经病变。
- 自身免疫性甲状腺功能障碍病史是支持性的，但 TED 可以在没有甲状腺功能障碍的情况下发生。
  - Graves 病——90%。
  - 甲状腺功能正常——6%。
  - 桥本甲状腺炎——3%。
  - 原发性甲状腺功能减退——1%。
- 实验室研究可以支持 TED 的诊断，但仅靠实验室研究是不够的。
  - 促甲状腺激素受体（TSHR）抗体、促甲状腺免疫球蛋白（TSI）、抗甲状腺过氧化物酶抗体。
- TED 的影像学证据。
  - 眼外肌增粗（最常见的是下直肌和内直肌），肌腱不受累（图 3.11）。
  - 眶脂肪扩张也可能存在。

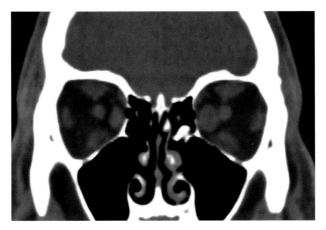

图 3.11 CT 扫描显示甲状腺眼病引起的眼外肌增粗

- 临床活动性评分（CAS）通常用于评估活动性炎症，以下每一种临床体征给 1 分。3 分或 3 分以上表示存在活动性疾病。
  - 自发性眼眶疼痛。
  - 凝视诱发眼眶疼痛。
  - TED 引起的眼睑肿胀。
  - 眼睑红斑。
  - TED 引起的结膜红肿。
  - 球结膜水肿。
  - 泪阜炎症或皱襞炎症。

处理

TED 的治疗取决于疾病的活动性和严重性。

- 所有疾病：戒烟。
- 轻度疾病：眼部润滑剂，硒补充剂。
- 中度疾病：环孢霉素滴眼液，夜间用胶布封住眼睑，配戴湿房镜、棱镜眼镜或眼罩，口服皮质类固醇。
- 重度疾病：大剂量类固醇，眼眶放疗，眼眶减压术。
- 替妥木单抗：美国食品药品监督管理局（FDA）批准的单克隆抗体，可抑制 IGF-IR 激活和信号传导，从而减少活动性疾病期间 TED 的体征和症状 [11]。

■ 在检查结果稳定的静止期 TED 病例，可以通过手术治疗眼球突出、复视或眼睑错位。

眼眶感染

■ 眶隔前蜂窝织炎通常是由链球菌或葡萄球菌感染引起，发生在眶隔前部组织。

■ 眶蜂窝织炎通常发生在眶隔后部组织。

■ 眶周感染的患者通常表现为急性眶周水肿和红斑（图3.12）。评估患者时，应了解其近期感染史（特别是鼻窦和牙源性感染）、眼周虫咬伤史或外伤史。

■ 应通过检查评估以下眼眶体征。

● 传入性瞳孔缺损。

● 视力下降。

● 色觉减退。

● 视野受限。

● 眼外肌受限。

● 眼球突出。

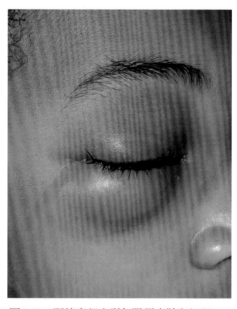

图 3.12　眶蜂窝织炎引起眼周水肿和红斑

处理

- 常通过口服抗生素来治疗眶隔前蜂窝织炎。口服抗生素治疗失败后可能需要住院静脉滴注抗生素。
- 眼睑或眼眶脓肿一般需要切开和引流。
- 眶蜂窝织炎需要住院静脉滴注抗生素和行 CT 检查（图 3.13）。
  - 根据感染的位置和来源，可能需要与耳鼻喉科或牙科合作治疗感染原。如果存在骨膜下脓肿，可能是手术引流的指征。

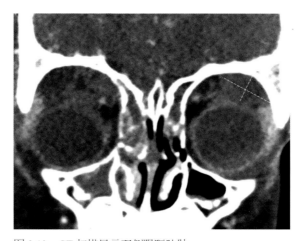

图 3.13　CT 扫描显示双侧眼眶脓肿

眼球摘除

- 在某些情况下，如失明、眼痛、外伤或恶性肿瘤等，需要摘除眼球和（或）眶内容物。
- 安装植入物通常是为了维持眼眶的体积，配戴义眼片。
- 根据摘除组织的数量，一般有 3 种方法摘除眼球。
  - 眼内容物剜除：去除眼内容物，保留巩膜和眼外肌。
  - 眼球摘除：摘除整个眼球，包括完整的巩膜，保留眼外肌。
  - 眶内容物剜出：切除眶内容物，包括眼球、眼外肌和结缔组织。在某些情况下，眼睑可以不用切除，但有时也会与更深的眶组织一起被切除。这种高度破坏性的手术，只用于广泛且危及生命的眶恶性肿瘤或感染。

参考文献

1. Cochran ML, Lopez MJ, Czyz CN. Anatomy, head and neck, eyelid. Treasure Island (FL): StatPearls Publishing; 2022.

2. Shumway CL, Motlagh M, Wade M. Anatomy, head and neck, orbit bones. Treasure Island (FL): StatPearls Publishing; 2022.

3. American Academy of Ophthalmology. Basic and clinical science course 2020–2021: oculo facial plastic and orbital surgery. San Francisco: American Academy of Ophthalmology; 2020.

4. Sajja K, Putterman AM. Müller's muscle conjunctival resection ptosis repair in the aesthetic patient. Saudi J Ophthalmol. 2011;25:51–60.

5. Rastrelli M, Tropea S, Rossi CR, Alaibac M. Melanoma: epidemiology, risk factors, pathogen esis, , diagnosis and classifcation. In Vivo. 2019;28:1005–11.

6. Reifer DM, Hornblass A. Squamous cell carcinoma of the eyelid. Surv Ophthalmol. 1986; 30: 349–65.

7. Kersten RC, Vagef MR, Bartley GB. Orbital "blowout" fractures: time for a new paradigm. Ophthalmology. 2018;125:796–8.

8. Barrio-Barrio J, Sabater AL, Bonet-Farriol E, Velázquez-Villoria Á, Galofré JC. Graves' ophthalmopathy: VISA versus EUGOGO classifcation, assessment, and management. J Ophthalmol. 2015;2015:249125.

9. Bartley GB. The epidemiologic characteristics and clinical course of ophthalmopathy associ ated with autoimmune thyroid disease in Olmsted County, Minnesota. Trans Am Ophthalmol Soc. 1994;92:477–588.

10. Patel A, Yang H, Douglas RS. A new era in the treatment of thyroid eye disease. Am J Ophthalmol. 2019;208:281–8.

11. Hwang CJ, Eftekhari K. Teprotumumab: the frst approved biologic for thyroid eye disease. Int Ophthalmol Clin. 2021;61:53–61.

第四章

眼前段：角膜、前房和晶状体

Anh D. Bui, Tessnim R. Ahmad, Stephanie P. Chen, and Neel D. Pasricha

角膜[1-10]

引言

- 角膜是眼球前部中央的透明部分，与其周边的巩膜相邻。
  - 巩膜是眼球的白色外壁，由球结膜覆盖。球结膜从角膜缘延伸至眼睑的后表面（图4.1）。
- 透明性归因于由胶原纤维组成的、高度有序的层状结构，同时也因为缺少血管。
  - 角膜组织通过泪膜的弥散获得氧气。
- 贡献人眼 2/3 的屈光力（约40 D）。

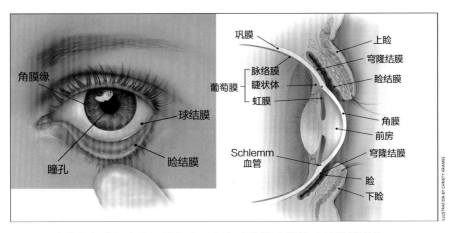

图4.1　透明的角膜与白色巩膜相连，白色巩膜被透明的球结膜所覆盖 [Pflipsen M, Massaquoi M, Wolf S. Evaluation of the Painful Eye. Am Fam Physician. 2016 Jun 15; 93(12): 991–8. PMID: 27304768]

- 含有人体最密集的神经末梢。
  - 正常的感觉对角膜的健康和完整性至关重要。角膜神经的损伤会迅速导致失明。

解剖学

- 角膜由 5 层组成（图 4.2）。
  - 记忆各层的助记词："ABCDE"（A：前部 / 上皮细胞层，Anterior/Epithelium；B：前弹力层，Bowman's layer；C：基质层，Corneal stroma；D：后弹力层，Descemet's membrane；E：内皮细胞层，Endothelium）。

上皮细胞层

- 上皮细胞之间的紧密连接形成了防止异物和病原体穿透角膜的关键屏障。
- 由位于角膜缘（角膜和巩膜的连接处）的干细胞更新。

前弹力层

- 由胶原纤维组成的、无细胞的非再生层。
- 维持角膜曲率的关键结构层。

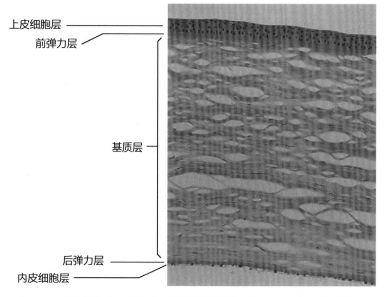

图 4.2　正常角膜由 5 层组成，包括上皮细胞层（4 ~ 6 个细胞层厚）、无细胞的前弹力层、基质层、后弹力层、不能再生的内皮细胞层（来源：BCSC 2021–2022, Figure 1-4, External Disease and Cornea）

基质层

- 约占角膜总厚度的 90%。
- 由角膜细胞产生的 I 型胶原纤维组成。

后弹力层

- 内皮细胞层的基底膜。
- 由角膜内皮细胞合成，随着年龄的增长而增厚（出生时 3 μm，成年后增厚至 10 ～ 12 μm）

内皮细胞层

- 角膜的最内层，通过角膜基质脱水维持角膜的透明度。其作用是不断将离子和水泵回房水中。
- 出生时细胞数量固定且不能再生，因此，随着年龄增长内皮细胞密度不断降低。
  - 随着内皮细胞丢失，剩余的细胞会变大并扩散以覆盖缺少的区域。当内皮细胞密度不足时，角膜变得水肿，透明度降低，导致视力丧失。

体格检查

- 使用窄裂隙光以 45° 角检查角膜横截面（图 4.3）。

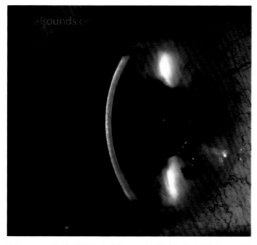

图 4.3 将窄裂隙光以 45° 角投射到角膜上，以检查角膜横截面的每一层（来源：EyeRounds.org University of Iowa）

- 评估角膜的清晰度，并注意有无混浊。
- 使用荧光素染料有助于识别角膜擦伤或上皮缺损（染色上皮紧密连接的中断处）。

病理学

角膜异物

- 评估角膜穿透深度（图4.4）。
  - 由于存在全层损伤和房水渗漏的风险，深度嵌入的异物可能需要在手术室全麻下取出。
- 排除眼内异物。
- 清理穹隆部、翻开上眼睑，排除任何结膜异物（图4.5）。
  - 角膜的线状、垂直状荧光素染色可能提示眼睑下有异物。

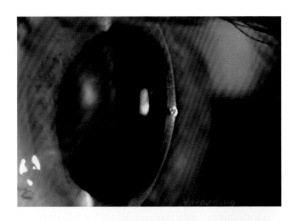

图4.4 一束窄斜行光束显示角膜表面有金属异物，呈强反射（来源：EyeRounds.org University of Iowa）

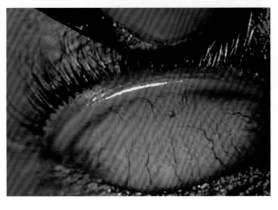

图4.5 金属异物嵌顿在上眼睑的睑结膜内 [来源：Stevens, S. How to evert the upper eyelid and remove a sub-tarsal foreign body. Community Eye Health. 2005 Oct; 18(55):110]

- 处理方法。
  - 在裂隙灯直视下用 30 号针头从角膜中挑出异物。
  - 当角膜上皮缺损愈合后，可预防性使用抗生素滴眼液。

角膜擦伤

- 滴用荧光素染料后，用钴蓝光照射时，角膜擦伤处荧光呈亮绿色（图 4.6）。
- 角膜内层或周围组织混浊提示存在感染（角膜溃疡）。
- 翻开上眼睑，检查是否有引起擦伤的结膜异物（图 4.5）。

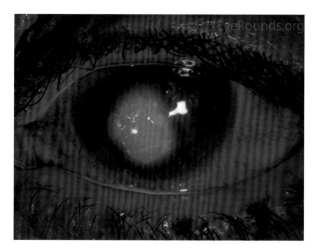

图 4.6　局部使用荧光素染料后，角膜擦伤在钴蓝光照射下呈亮绿色（来源：University of Iowa EyeRounds.org）

- 处理方法。
  - 局部使用抗生素滴眼液和（或）药膏。
  - 可考虑局部使用睫状肌麻痹剂来缓解。
  - 可用绷带式隐形眼镜来缓解（配戴隐形眼镜时需要局部使用抗生素）。
  - 在角膜上皮愈合期间应密切随访，重复检查。

角膜溃疡

- 检查时通常显示上皮细胞层缺损，伴有白色或不透明的浸润，角膜周围水肿（图 4.7）。
- 确定患者是否有接触镜配戴史。
  - 铜绿假单胞菌感染是与配戴隐形眼镜有关的最常见的细菌感染。年发病率为（4 ～ 20）/ 10 000 人。

- 危险因素包括接触自来水、外伤或接触土壤。
  - 接触自来水是感染棘阿米巴原虫（一种生活在自然环境中的原虫）的危险因素。
  - 外伤后眼部感染通常由革兰阳性菌引起，包括葡萄球菌、芽孢杆菌、链球菌和肠球菌。
  - 异物（被土壤污染）造成的穿通性眼外伤可导致由蜡样芽孢杆菌引起的感染。这将造成严重后果。
  - 涉及植物的创伤，尤其是在热带气候下，可导致真菌感染，这类感染在治疗方面往往具有挑战性。
- 处理。
  - 通过角膜刮片获得培养物（细菌、真菌、病毒）。
  - 使用广谱局部抗生素（如强化万古霉素、妥布霉素或莫西沙星）。
  - 在获得明确的培养诊断之前，避免外用皮质类固醇激素。

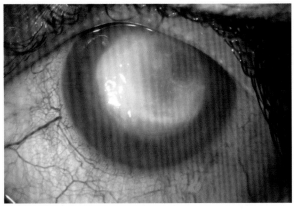

图 4.7　细菌性角膜溃疡，伴有致密白色、几乎不透明的浸润，角膜周围水肿（来源：BCSC 2021–2022, Figure 6-3, Ophthalmic Pathology and Intraocular Tumors）

角膜裂伤

- 穿透基质或深层结构的角膜损伤。
- 通过荧光素检查确认是否全层损伤及有无房水渗漏（Seidel 试验）（图 4.8）

- Seidel 征阳性的角膜裂伤是眼部急症，必须立即修复。
■ 处理。
  - 小裂口（＜2 mm）可用氰基丙烯酸酯胶姑息粘合。
  - 大的裂伤需要在手术室进行缝合修复。
  - 局部使用 β 受体阻滞剂降低眼压和减少房水产生可减少渗漏并加快愈合。

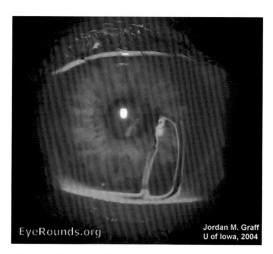

图 4.8　外伤性角膜穿孔导致房水渗漏：在 Seidel 试验中，将湿润的荧光素条用于可疑的渗漏区域。荧光素在渗漏的房水中被稀释，房水显示出明亮的绿色并顺着眼流下。这即是 Seidel 征阳性（来源：EyeRounds.org University of Iowa）

单纯疱疹病毒性角膜炎

■ 荧光素染色显示角膜上皮呈树枝状（图 4.9）。
■ 处理。
  - 口服抗病毒药物（如阿昔洛韦、伐昔洛韦、泛昔洛韦）。
    ○ 肾功能不良患者需要调整剂量。

化学伤

■ 碱烧伤比酸烧伤更严重，因为碱烧伤会引起细胞膜皂化，使碱剂进入眼内。
  - 酸使蛋白质变性并沉淀，形成渗透屏障。

- 检查角膜上皮损伤、角膜混浊和角膜缘缺血（图 4.10）。
- 处理。
  - 使用平衡盐溶液（首选）或大量清水充分冲洗结膜囊，并定期检查眼表 pH，直至 pH 为 7（生理性的）。

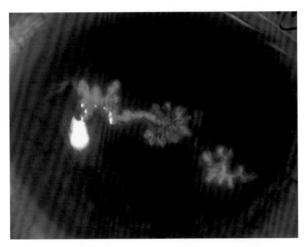

图 4.9　单纯疱疹病毒性角膜炎荧光素染色显示角膜上皮呈树枝状（来源：BCSC 2021–2022, Figure 11-8, External Disease and Cornea）

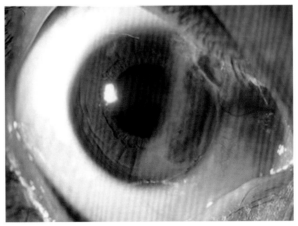

图 4.10　化学损伤后巩膜完全无血管，可见异常苍白的外观，且缺乏细小的结膜血管 [来源：Sharma N, Kaur M, Agarwal T, Sangwan VS, Vajpayee RB. Treatment of acute ocular chemical burns. Surv Ophthalmol. 2018 Mar-Apr;63(2):214–235. doi: 10.1016/j.survophthal.2017.09.005. Epub 2017 Sep 19. PMID: 28935121]

- 切勿尝试用其他化学物质中和该化学物质，因为反应放热会导致热烧伤。
- 彻底清洁上、下穹隆，以清除任何可能继续损伤眼的残留物质。
- 局部使用抗生素滴眼液以预防双重感染，局部使用睫状肌麻痹剂以减轻疼痛，局部使用皮质类固醇以治疗炎症。

干眼症 [10]

- 干眼症是最常见的眼部疾病，影响着全球 50% 的人口。
- 以泪膜稳态受损为特征的多因素疾病。
- 与多种全身性疾病相关，包括黏膜类天疱疮、干燥综合征和酒糟鼻。
  - 可能有环境诱因（如污染、过敏原、低湿度），也可能与眼睑有关（如长时间看屏幕导致眨眼次数减少、眼睑或睫毛位置不正、眼睑闭合不全）。
- 眼睑可表现为睑板腺疾病、睫毛上碎屑或眼睑错位。荧光素染色可显示点状上皮糜烂（图 4.11）、泪膜破裂时间缩短或泪河减少。
- 处理。
  - 使用人工泪液、凝胶和（或）眼膏进行润滑。
  - 热敷，促进睑板腺分泌。
  - 刷眼睑，以清除睫毛上的碎屑和病原体。
  - 严重病例可考虑局部抗炎治疗。

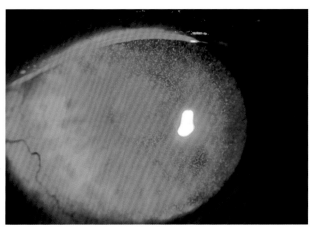

图 4.11　干眼症患者的角膜在荧光素染色下呈现点状上皮糜烂
（来源：EyeRounds.org University of Iowa）

前房 [3-6]

解剖学

- 前以角膜为界，后以虹膜为界（图 4.12）。
- 充满主要由水、白蛋白、其他蛋白质和葡萄糖组成的房水。
- 前房角位于角膜和虹膜的交界处（图 4.12）。
  - 前房角包含房水流出眼的主要部位（小梁网）， 是决定眼压的重要因素。

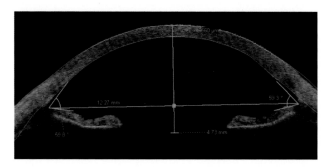

图 4.12　眼前段光学相干断层扫描（AS-OCT）显示有晶状体眼的前房。前房前界为角膜，后界为虹膜，前房角位于它们的交界处。在本例中，中央前房深度为 2.73 mm [来源：BCSC 2021–2022, Figure 2-20, External Disease and Cornea (reproduced from Goins KM, Wagoner MD. Imaging the anterior segment. Focal Points: Clinical Modules for Ophthalmologists. American Academy of Ophthalmology; 2009, module 11)]

体格检查

- 使用 1 mm × 1 mm 的高强度裂隙光束查看前房是否有炎症细胞或闪辉（由蛋白质引起）（图 4.13）。
- 检查前房下方是否有红细胞或白细胞聚积。
- 确定前房深度（闭角型青光眼或眼球破裂时前房变浅）。

病理学

外伤性虹膜炎

- 虹膜的炎症，最常由钝挫伤引起。

- 伴有畏光、流泪和视力下降。
- 裂隙灯检查时可观察到前房细胞（图 4.13）。
- 处理。
  - 使用睫状肌麻痹剂减轻疼痛并防止形成虹膜后粘连（虹膜和晶状体之间的粘连）。
  - 局部使用皮质类固醇滴眼液治疗炎症。

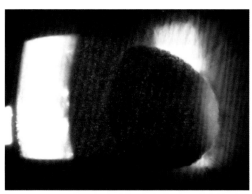 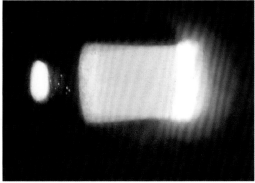

图 4.13　一束小的高强度裂隙光显示前葡萄膜炎患者前房的炎症细胞（左）和闪辉（右）[来源：BCSC 2021–2022, Figures 5-1 and 5-2 (respectively), Uveitis and Ocular Infammation]

外伤性前房积血

- 前房内红细胞聚积（图 4.14）。
  - 出血源于虹膜或睫状体的血管损伤。
- 如果出血量足以阻塞小梁网，可能会伴有眼压明显升高。
- 初次损伤后 3 ~ 7 天是再次出血的高风险期。
- 处理。
  - 局部使用睫状肌麻痹剂和皮质类固醇。
  - 管理眼压。
  - 限制活动，防止干扰凝固的血块。
  - 抬高头部以促进血细胞下沉。
  - 对风险人群进行镰状细胞病评估，镰状细胞病会增加眼压升高及预后不良的风险。

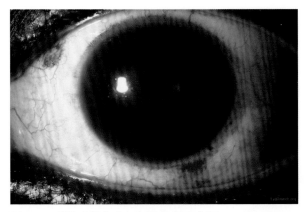

图 4.14　创伤后前房内红细胞聚积（来源：EyeRounds.org University of Iowa）

前房积脓

- 前房内白细胞聚积（图 4.15）。
- 处理。
  - 排除眼内炎（感染）与葡萄膜炎（眼的无菌性炎症）。
  - 取房水样本进行细菌和真菌培养。
  - 局部使用抗生素和睫状肌麻痹剂。

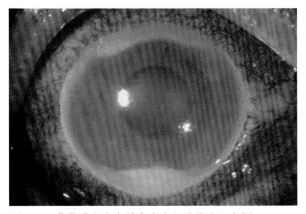

图 4.15　葡萄膜炎患者前房内白细胞聚积 [来源：Source: Anderson NG, Garcia-Valenzuela E, Martin DF. Hypopyon uveitis and relapsing polychondritis: a report of 2 patients and review of autoimmune hypopyon uveitis. Ophthalmology. 2004 Jun;111(6):1251–4. doi: 10.1016/j.ophtha.2003.09.026. PMID: 15177981]

晶状体 [3-6, 11]

引言

- 虹膜和玻璃体之间的透明双凸面结构（图4.16）。
- 从看远过渡到看近时厚度和曲率迅速增加（反之亦然）。
  - 这一过程称为调节，随着年龄的增长，这种能力的丧失被称为老视。这就是为什么随着年龄的增长，越来越多的患者需要配戴老花镜。

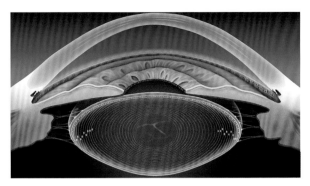

图4.16　晶状体的横截面，双凸透镜结构，位于虹膜和玻璃体之间，贡献人眼1/3的折射率（来源：BCSC 2021–2022, Figure 2-1, Lens and Cataract）

解剖学

晶状体囊

- 晶状体的最外层（图4.17）。
- 基底膜由Ⅳ型胶原蛋白组成。

晶状体皮质

- 晶状体囊与晶状体核之间的一层（图4.17）。
- 20岁以后由晶状体纤维细胞形成。
- 与晶状体核相比，蛋白质（称之为晶状体蛋白）的浓度较低。

晶状体核

- 晶状体的最中央部分（图4.17）。

- 包括晶状体纤维细胞，即长、薄、透明的细胞，由晶状体上皮细胞终生持续生成。

体格检查

- 检查晶状体的透明度，以及是否存在混浊。
- 检查眼内晶状体的类型。
  - 有天然晶状体者为有晶状体眼，有人工晶状体者（即白内障术后）为人工晶状体眼，而那些缺少晶状体者（手术或受伤后）为无晶状体眼。

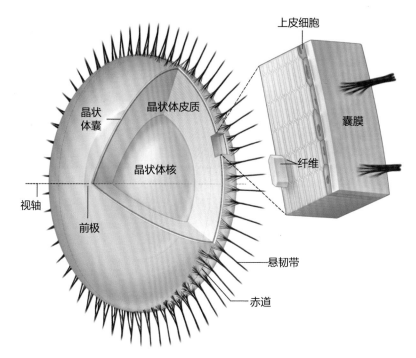

图 4.17　晶状体由 3 层组成：晶状体囊、晶状体核以及两者之间的晶状体皮质

病理学

白内障

- 年龄相关性白内障主要包括 3 种类型：核性白内障、皮质性白内障和后囊下白内障。
- 症状包括：屈光度近视偏移（近视加重）、眩光、光晕和视力下降。
- 可在裂隙灯显微镜下通过横截面和后照法观察到（图 4.18）。

■ 处理。

● 最初可通过更换眼镜来治疗。

● 一旦日常生活受到影响，可进行白内障摘除术（如超声乳化术）并植入人工晶状体。

○ 可以植入单焦点或多焦点的人工晶状体（理论上无须老花镜即可获得清晰的远近视力），也可以植入矫正散光的人工晶状体（复曲面晶状体）。

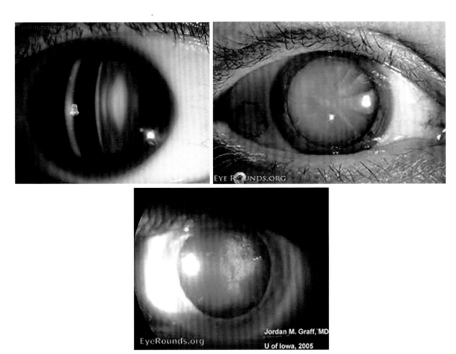

图 4.18　年龄相关性白内障的 3 种主要类型：核性白内障（横截面观察）、皮质性白内障（弥散光观察）和后囊下白内障（后照法观察）

参考文献

1. Mannis MJ, Holland EJ. Cornea. 5th ed. Amsterdam: Elsevier; 2021.

2. Krachmer JH, Palay DA. Cornea atlas. 3rd ed. Philadelphia: Saunders; 2013.

3. Root T. OphthoBook. Scotts Valley: CreateSpace Independent Publishing Platform; 2009.

4. Gervasio K, Peck T. The Wills eye manual: offce and emergency room diagnosis and treat ment of eye disease. 8th ed. New York: Lippincott; 2021.

5. Salmon JF. Kanski's clinical ophthalmology: a systematic approach. 9th ed. Amsterdam: Elsevier; 2019.

6. Allen RC, Harper RA. Basic ophthalmology: essentials for medical students. 10th ed. San Francisco: American Academy of Ophthalmology; 2016.

7. Rapuano CJ. Color atlas and synopsis of clinical ophthalmology: cornea. 3rd ed. New York: Lippincott; 2018.

8. American Academy of Ophthalmology. 2022–2023 Basic clinical and science course section 8: external disease and cornea. San Francisco: American Academy of Ophthalmology; 2022.

9. Poggio EC, Glynn RJ, Schein OD. The incidence of ulcerative keratitis among users of daily wear and extended-wear soft contact lenses. N Engl J Med. 1989;321:779–83.

10. Craig JP, Nelson JD, Azar DT, et al. TFOS DEWS II report executive summary. Ocul Surf. 2017;15(4):802–12.

11. American Academy of Ophthalmology. 2022–2023 Basic clinical and science course section 11: lens and cataract. San Francisco: American Academy of Ophthalmology; 2022.

Elizabeth Bolton, Charles Miller, Russell Huang, and J. Minjy Kang

引言

- 青光眼是不可逆性致盲的最常见原因，也是世界第二大致盲原因[1, 2]。
- 在全球范围内，40 岁以上人群中原发性开角型青光眼（open angle glaucoma，OAG）的患病率为 2.4%，在 80 岁以上人群中该患病率为 9.2%[3]。

解剖学和病理生理学

- 青光眼是一种以视网膜神经节细胞凋亡为特征的慢性进行性视神经病变。
- 青光眼的发病机制是多因素的，与筛板层视网膜神经节细胞轴突的损伤有关[4]。这些神经元及其轴突（构成视网膜神经纤维层）的丢失导致视神经的特征性青光眼表现（视神经杯）[1, 3]（图 5.1）。

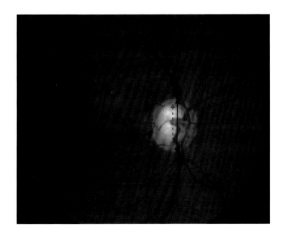

图 5.1 青光眼视神经杯。视神经杯（又称杯盘比增大）的眼底照片（红色虚线箭号表示视杯，黑色实心箭号表示视盘）

房水的产生和流出

- 睫状体是位于虹膜后面和晶状体周围的平滑肌。它由色素性和非色素性上皮构成 [5, 6]。
  - 非色素性上皮负责产生房水，房水即填充眼前房的液体。
- 眼压（intraocular pressure，IOP）取决于房水的产生与房水从眼内流出的比率（图 5.2）。
- 流入。
  - 房水由主动分泌及被动分泌产生。
  - 房水的分泌是通过 β_2 受体（刺激性分泌）和 α_2 受体（抑制性分泌）来调节的。
  - 碳酸酐酶是决定房水生成速率的关键酶。

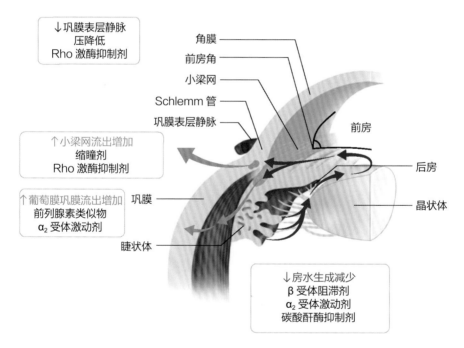

图 5.2　房水引流途径及药物的作用机制。房水由睫状体（红箭号）产生。大部分房水通过小梁网（橙箭号）流出，少部分通过葡萄膜巩膜组织（绿箭号）流出。眼压由房水生成、房水流出和巩膜表层静脉压之间的平衡决定。图中描述了不同类型的青光眼药物降眼压的主要靶点

- 流出。
  - 常规途径：90% 的房水通过压力依赖性小梁网流出眼外。
    - 房水通过小梁网流向 Schlemm 管，经过远端集合管，最终通过巩膜表层血管流出眼外。
    - 巩膜表层静脉压升高导致常规流出减少。这可能是由静脉阻塞（如球后肿瘤、海绵窦或眶静脉血栓形成）或动静脉异常（如颈动脉－海绵窦瘘、Sturge-Weber 综合征）引起的。
    - 这个系统中阻力最大的部位是小梁网内的近小管组织。
  - 非常规途径：10% 的房水通过非依赖压力的机制流出眼外。
    - 液体通过葡萄膜巩膜组织的细胞间隙被动过滤 [7, 8]。

视盘解剖

- 视盘是由视网膜神经节细胞的轴突合并形成的（图 5.3）。平均垂直直径为 1.88 mm，平均水平直径为 1.77 mm。
- 轴突穿过筛板的多孔结构，向后穿出眼球。
  - 青光眼性损害发生在筛板层。
- 视神经由 100 多万个轴突组成，其中 1/3 的神经纤维负责中央 5° 视野 [2, 7]。
- 视盘神经元的丢失导致进行性视野缺损，这种缺损典型地依照水平子午线分界（图 5.4）[2, 7]。

眼压

- 一般人群中，眼压的正常范围为 10 ~ 21 mmHg，平均为 16 mmHg。眼压升高（高眼压症，ocular hypertension）是青光眼的一种危险因素，但不是诊断青光眼的病理特征。低眼压是指眼压在 5 mmHg 及以下。
- 可采用接触式或非接触式眼压计测量眼压。眼压测量的"金标准"是 Goldmann 压平眼压计。
- 眼压可因体位、呼吸周期（由胸腔内压引起）和一天中的时间（昼夜变化）而变化。

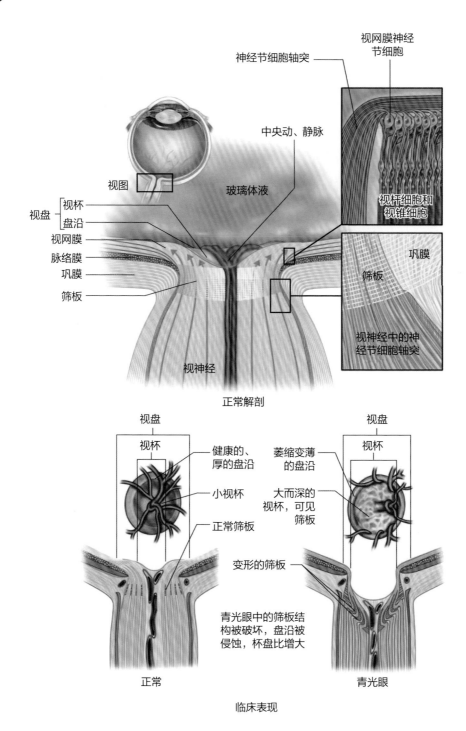

图 5.3　青光眼性视网膜神经纤维层及神经节细胞丢失。在青光眼中，视网膜神经节细胞变性，导致盘沿变薄。检查时表现为视神经的杯盘比增大。青光眼中的筛板向后移位且变薄

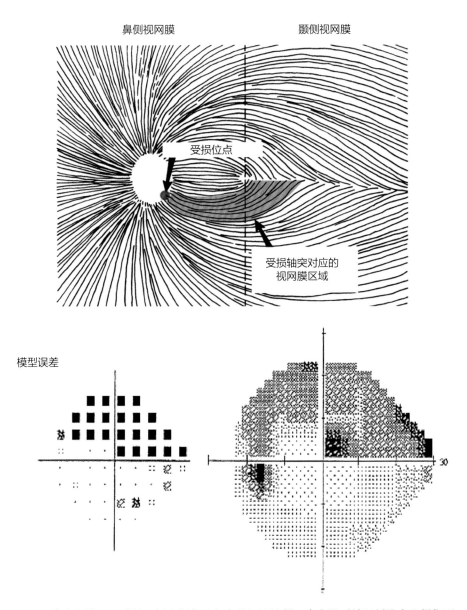

鼻侧视网膜　　　　　　颞侧视网膜

受损位点

受损轴突对应的
视网膜区域

模型误差

图 5.4　青光眼性视网膜神经纤维损伤及相应的视野缺损。青光眼对神经纤维束的损伤可
导致视野中相应的弓形缺损。下方视神经受损对应于上方视野缺损 [图片由美国眼科学会
（American Academy of Ophthalmology，AAO）提供]

分类

- 青光眼根据房角的解剖构型大致分为"开角型"和"闭角型"青光眼。
  - 利用房角镜可查看房角和小梁网。

开角型青光眼

- 开角型青光眼（OAG）是一种慢性、进行性视神经病变，通常发生于成人，是最常见的青光眼类型。
- 发展为开角型青光眼的危险因素包括眼压升高、高龄、非洲裔或拉丁裔/西班牙裔、青光眼家族史、中央角膜厚度薄、杯盘比增大。眼压升高是唯一可改变的危险因素。
- 开角型青光眼包括具有特发性病因的原发性开角型青光眼和由确定的潜在疾病引起的继发性开角型青光眼。
  - 继发性开角型青光眼的病因见表 5.1[9]。

闭角型青光眼

- 闭角型青光眼（angle closure glaucoma，ACG）是指由于周边虹膜的附着或粘连导致小梁网的物理阻塞，限制了房水的常规流出途径。
- 危险因素包括女性、高龄、因纽特人或东亚种族、前房浅、眼轴短和遗传因素[10]。
- 急性闭角型青光眼可导致眼压突然显著升高，并导致角膜水肿、恶心/呕吐和眼痛。
- 急性闭角型青光眼最常见的原因是瞳孔阻滞（图5.5）。
  - 当房水不能通过晶状体和瞳孔边缘之间的间隙时，就会发生瞳孔阻滞。结果，后房压力增加，周边虹膜向前膨隆阻塞小梁网，限制房水常规流出。
  - 瞳孔阻滞在远视眼中更为常见，因为这类眼的前段更小、更浅[11]。

表 5.1　继发性青光眼的类型

类型	遗传因子或病因	体检发现
假性剥脱性青光眼	*LOXL1*，包括小梁网在内的整个眼发生纤维状物质沉积	晶状体前囊、瞳孔缘有剥脱物，虹膜缺损
色素播散综合征青光眼	晶状体悬韧带与虹膜色素上皮摩擦，色素沉积于小梁网和晶状体囊	虹膜缺损，前房内、晶状体前囊及角膜内皮色素沉着
新生血管性青光眼	缺血或炎症导致前房和房角新生血管形成，并阻塞房角。新生血管形成的潜在原因包括糖尿病视网膜病变、视网膜中央静脉/动脉阻塞、慢性葡萄膜炎、眼内肿瘤、眼缺血综合征	虹膜或小梁网新生血管形成
葡萄膜炎性青光眼	由葡萄膜炎引起的眼部慢性炎症可通过以下几种机制导致继发性青光眼：小梁网水肿/功能障碍、炎症细胞阻塞小梁网、虹膜周边前粘连阻塞小梁网	前房细胞，角膜后沉着物，虹膜后粘连，房角虹膜周边前粘连，虹膜/房角新生血管形成，虹膜膨隆
外伤性青光眼	受累眼既往有外伤史	因外伤房角后退或房角虹膜周边前粘连引发房角关闭
类固醇激素诱发性青光眼	长期使用类固醇（滴眼、静脉注射、吸入或口服）可导致易感患者眼压升高	长期使用皮质类固醇（特别是滴眼或在眼周使用）
药物诱发性青光眼	药物引起葡萄膜积液，从而导致继发性房角关闭。常见的药物包括托吡酯、抗抑郁药（如安非他酮）、磺胺类药物（如乙酰唑胺、美沙唑酰胺）和磺胺类抗生素（如新诺明）	突然视力模糊，眼痛，头痛，前房变窄
晶状体源性青光眼	成熟期白内障引起虹膜前移和房角变窄，或是继发于瞳孔阻滞的房水流出受阻	过熟期白内障，房角狭窄，对侧眼前房深度正常

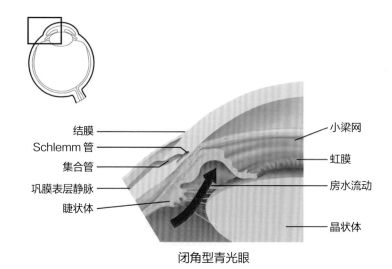

结膜

Schlemm 管

集合管

巩膜表层静脉

睫状体

小梁网

虹膜

房水流动

晶状体

闭角型青光眼

图 5.5　房角关闭常由瞳孔阻滞引起。在瞳孔阻滞中，从睫状体流向前房的房水被阻挡在虹膜 - 晶状体界面的水平。房水和压力会在虹膜后方积聚，导致虹膜膨隆弯向虹膜和角膜之间的房角，从而阻塞小梁网（图片由 AAO 提供）

- 其他房角关闭机制如下。
  - 后方推挤：虹膜在后方力量的作用下向前移位，引起房角关闭。举例如下。
    - 晶状体前后径增大，推动虹膜向前。
    - 肿瘤或良性肿块，如睫状体囊肿，将睫状体和虹膜向前推动。
    - 高褶虹膜是一种睫状体前旋导致虹膜向前突出、房角变窄的解剖现象。
  - 前方牵拉：前方牵拉使虹膜向前移位，导致房角关闭。慢性虹膜接触可导致虹膜周边前粘连（PAS）形成，从而阻塞小梁网。
    - 炎症、新生血管形成和虹膜角膜内皮综合征都可引起虹膜周边前粘连。

儿童青光眼

- 儿童青光眼是一种罕见的疾病，发病率为 2.29/10 万人 [12]。
- 原发性先天性青光眼通常在 4 岁以前被诊断出来，并伴有小梁网发育不良。

- 原发性青少年青光眼通常在 4 ～ 40 岁被诊断出来，常为常染色体显性遗传。
- 白内障术后青光眼是青光眼的一种亚型，发生在早期接受白内障手术（先天性白内障）的年轻患者中。
  - 儿童期继发性青光眼常伴有全身性疾病。
    - 这些全身性疾病包括先天性风疹、早产儿视网膜病变、Sturge-Weber 综合征和 Axenfeld-Rieger 综合征 [12]。

病史和体格检查

病史

- 患者病史应包括以下方面。
  - 对视觉的主观描述（灯光周围的光晕）。
  - 全身性疾病史。
  - 眼部外伤史。
  - 皮质类固醇使用史。
  - 全身用药史。
  - 相关疾病或症状：雷诺综合征，偏头痛，睡眠呼吸暂停，急性低血压发作史，全身性高血压或明显低血压，糖尿病，甲状腺疾病。
  - 已知的最高眼压。
  - 既往药物治疗史或青光眼手术史。
  - 青光眼、黄斑变性或视网膜脱离的家族史。
  - 有引起巩膜表层静脉压升高的活动史，如配戴紧密的护目镜游泳、进行涉及倒立的活动、演奏管乐器。

体格检查

- 视力。
- 瞳孔：检查瞳孔反应性和是否有相对性传入性瞳孔缺损。
  - 急性房角关闭的眼，瞳孔呈中度放大、无对光反射。
  - 如果有严重的非对称性青光眼，青光眼可导致传入性瞳孔缺损。

- 眼压（首选 Goldmann 压平测压计）。
- 面对面对比法视野检查。
- 色觉。
  - 双眼不对称可能提示视神经病变而不是青光眼。
- 中央角膜厚度（central corneal thickness，CCT）测量。
  - 中央角膜厚度平均为（540±30）μm。
  - 中央角膜厚度变薄是青光眼发展的独立危险因素[13]。
  - 角膜厚度可影响压平测压计的眼压读数。
    - 中央角膜厚度薄会错误地使眼压读数偏低。
    - 中央角膜厚度厚会错误地使眼压读数偏高。
- 房角镜检查是一种评估虹膜和角膜之间角度的方法（图 5.6）[14]。
  - 通过房角镜可以观察房角是开放的（可看到整个小梁网），还是闭合的（看不到小梁网）。
  - 如果没有看到小梁网，则使用房角镜压迫角膜以评估是否存在虹膜周边前粘连。
    - 如果压迫后仍然无法看到房角，则可推测为虹膜周边前粘连。
  - 由新生血管形成引起的房角异常可见于新生血管性青光眼和慢性前葡萄膜炎。
  - 房角也可以因为以前的外伤表现为房角加深（房角后退，angle recession）。
  - 在房角镜下，虹膜的凹凸以及房角可见结构的色素沉着可以代表某些继发性青光眼，如色素播散综合征青光眼或假性剥脱性青光眼。

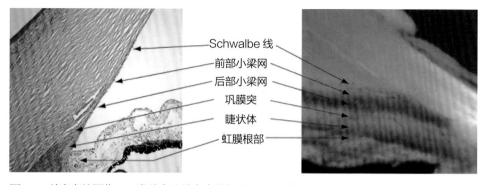

Schwalbe 线
前部小梁网
后部小梁网
巩膜突
睫状体
虹膜根部

图 5.6　前房角镜图像。正常前房的前房角镜标志与组织学的对应（图片由 AAO 提供）

视神经评估

- 对视盘的评估包括考虑视盘的大小、杯盘比和盘沿的厚度。
- 在裂隙灯下对视神经轮廓进行立体评估，允许观察者对视杯（无神经组织的中央凹陷）和视盘（周边神经组织）的比率进行主观分级。视盘的大小和视盘的任何特征，如倾斜、缺口、新生血管形成、视盘出血，在青光眼的检查中都是至关重要的[2]。
- 双眼杯盘比相差大于 0.2 或单侧杯盘比大于 0.7，是青光眼的可疑指标[2,7]。

影像学检查

- 主要用于监测疾病的结构进展或功能进展。
- 可通过视盘照片和光学相干断层扫描（OCT）视神经成像监测疾病的结构进展。
  - OCT 成像可显示视盘和视网膜神经纤维层的横断面图像[15]（图 5.7）。
    - 发现早期视网膜神经纤维层变薄很重要，因为视网膜神经纤维层变薄通常早于功能丧失[16]。
  - 视盘照片也可用于监测视杯的进展。
- 可通过视野检查监测疾病的功能进展。
  - 标准化自动视野检查（SAP）是一种计算机化的视野测试，常用于评估视功能[17-19]。该检查将已知大小和强度的光标显示在视野的各个区域，从而系统地评估患者的视野。通常测试的是中外围（中央 24°）视野。

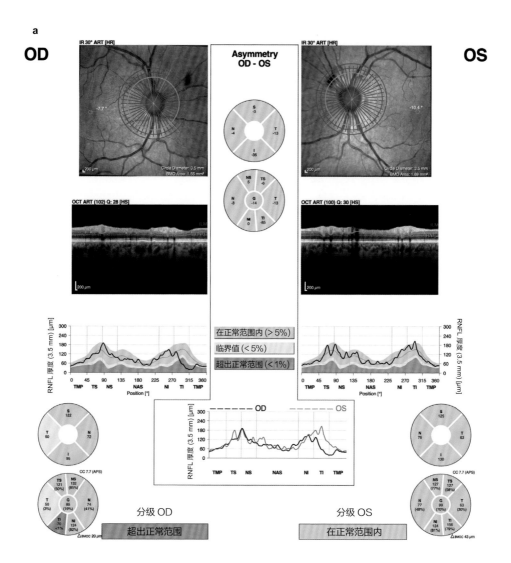

图 5.7　视神经的 OCT 图像。a. OCT 显示右眼（OD）因青光眼导致颞下视网膜神经纤维层（RNFL）损伤；左眼（OS）视网膜神经纤维层组织健康

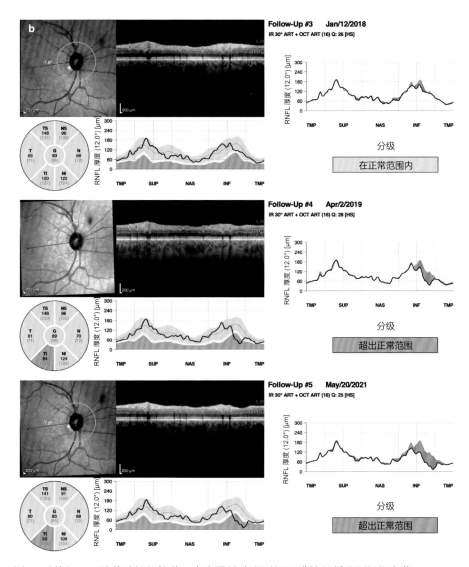

图 5.7（续） b. 随着时间的推移，青光眼导致颞下视网膜神经纤维层逐渐变薄

诊断

原发性开角型青光眼

- 原发性开角型青光眼的诊断依据是杯盘比增大伴视网膜神经节细胞层丢失和视野改变。重要的是，虽然眼压升高经常出现，但其并不是诊断依据。

许多青光眼患者未经治疗的眼压在 10 ~ 21 mmHg 的"正常"范围内（例如，正常或低眼压性青光眼）。

- 青光眼疑似患者是指具有一种或多种青光眼危险因素，但不符合全部诊断标准的患者。具体如下。
  - 无青光眼视神经改变的高眼压症。
  - 青光眼家族史。
  - 杯盘比增大，伴有视网膜神经节细胞丢失，但视野测试无相关损失。
  - 与视网膜神经节细胞丢失无关的视野缺损 [2, 3, 9]。
- 患者通常需要经过多次评估才能诊断原发性开角型青光眼。

原发性闭角型青光眼

- 可疑原发性房角关闭（primary angle closure suspects，PACS）是指房角关闭 > 180°，且无任何虹膜周边前粘连和视神经病变证据。
- 原发性房角关闭（PAC）患者表现为房角关闭 >180°、虹膜周边前粘连或眼压升高，但无视神经病变。
- 原发性闭角型青光眼（primary angle closure glaucoma，PACG）是指房角关闭 > 180°，眼压升高，有视神经病变证据。
- 急性闭角型青光眼的特征是房角闭合和有症状的眼压升高 [9]。

继发性开角型青光眼和继发性闭角型青光眼

- 继发性开角型青光眼和继发性闭角型青光眼的示例见表 5.1[7, 9]。

治疗

一般处理原则

- 眼压是唯一可改变的危险因素，因此是治疗的主要目标。对于所有类型的青光眼，降低眼压已被证明可以减缓进展 [2, 7, 9, 20]。
  - 即使是正常或低眼压性青光眼患者，降低眼压也是有益的。
- 降低眼压的方法有许多种，包括药物、激光治疗和手术。
- 应根据患者的青光眼损害程度、一般健康情况和偏好制订个体化的治疗方案。

药物治疗

- 药物降低眼压可通过减少房水产生或增加房水流出来实现（表 5.2 和图 5.2）。

表 5.2　治疗青光眼的药物

药物类别	举例	作用机制	副作用	禁忌证
前列腺素类似物	拉坦前列腺素 贝美前列腺素 曲伏前列腺素	通过葡萄膜巩膜通路增加房水排出	虹膜色素沉着增加，眼周皮肤色素沉着过度，睫毛生长，黄斑水肿	活动性葡萄膜炎（相对）
β受体阻滞剂	噻吗洛尔滴眼液	减少睫状体房水的产生	支气管阻塞，心动过缓	既往肺病，包括哮喘、慢性阻塞性肺病、心动过缓（相对）
α₂受体激动剂	溴莫尼定 对氨基可乐定	减少睫状体房水的产生	结膜充血，眼部刺激/过敏，中枢神经系统抑制（婴儿和儿童）	婴儿和儿童（绝对，有中枢神经系统抑制的风险）
碳酸酐酶抑制剂（局部）	多佐胺 布林佐胺	减少睫状体房水的产生	尝后苦，眼刺激	磺胺过敏患者（相对）[21]
Rho 激酶抑制剂	奈舒地尔	通过小梁网的流出增加，房水生成减少	眼部刺激，充血	无
碳酸酐酶抑制剂（口服）	乙酰唑胺 醋甲唑胺	减少睫状体房水的产生	感觉异常，胃肠道紊乱，电解质失衡，嗜睡	肾功能不全（相对），肝功能受损，电解质失衡

- 当局部治疗不足时，可以使用口服药物。口服药物可用于手术前的维持，也可用于不能做手术时的长期维持。

激光治疗

激光小梁成形术

- 机制：选择性激光小梁成形术将激光能量作用于小梁网。确切的机制尚不清楚，但假设激光可诱导小梁网的炎症和重塑，导致房水流出增加[22]。
- 适应证：开角型青光眼（需要小梁网可见）。治疗闭角型青光眼无效[23-25]。
  - 选择性激光小梁成形术与局部药物治疗一样有效，可作为原发性开角型青光眼的一线治疗方法[26]。选择性激光小梁成形术对难以使用滴眼液或难以坚持局部治疗的患者尤其有效[23-25]。
- 并发症：治疗后眼压急升，炎症。

激光周边虹膜切开术

- 机制：激光在周边虹膜形成穿孔，使房水绕过瞳孔阻滞通过小梁网排出。
- 适应证：激光周边虹膜切开术是可疑原发性房角关闭、原发性房角关闭和原发性闭角型青光眼的一线治疗。
  - 单眼急性房角关闭的患者可能受益于对侧眼的预防性治疗，因为对侧眼也有发生房角关闭的风险[27, 28]。
- 并发症：炎症，眩光，前房积血。患者眼压也可能持续升高，需要额外治疗[28]。

睫状体光凝术

- 包括两种类型：经巩膜睫状体光凝术（TS-CPC）和内镜下睫状体光凝术（ECP）[29, 30]。TS-CPC 可以在操作室或手术室进行，将探头置于眼表面。ECP 必须在手术室进行，将探头插入后房，直视下将激光施加于睫状体。
- 机制：利用激光能量破坏产生房水的睫状体上皮。
- 适应证：难治性青光眼，视力差或视诱发电位差的眼。
- 并发症：慢性前房炎症，结膜烧灼（主要见于 TS-CPC），低眼压，视力丧失。

手术治疗

- 青光眼的手术治疗主要包括三大类：微创青光眼手术（MIGS）、插管分流术（tube shunt surgery）和小梁切除术 [2, 9, 31, 32]。
- 晶状体摘除术可用于治疗原发性房角关闭和原发性闭角型青光眼，也可与上述其他青光眼手术联合应用。

微创青光眼手术

- 机制：该手术包括多种术式和设备，通过插入支架、切除小梁网组织（房角切开术）或扩张小梁网（粘小管扩张术）来增加小梁网中的房水流出 [33, 34]。
- 适应证：轻、中度青光眼。
  - 有的设备只允许用于白内障手术。
  - 与插管分流术和小梁切除术相比，由于并发症发生率低、手术时间短而被广泛接受 [35]。然而，对于需要极低眼压的晚期青光眼患者，这种治疗并不适合。
- 并发症：术后眼压急升，前房积血，需要修正手术 [36]。

插管分流术

- 机制：绕过小梁网，为房水的流出创造一个新的引流通道。在结膜下插入一根管子进入前房，将房水从前房引流到固定在后巩膜的引流盘。两种最常用的分流管植入物包括无阀的 Baerveldt 和带阀的 Ahmed [9, 13, 31, 32]。
- 适应证：用于药物治疗无法控制的中、重度青光眼。
- 并发症：术后初期眼压升高，前房变浅，引流盘侵蚀结膜 [27, 32, 37]。

小梁切除术

- 机制：绕过小梁网，形成新的引流通道。在巩膜瓣下切除小梁及巩膜组织，让房水直接从前房流入结膜滤泡（结膜的隆起部分）。
- 适应证：用于药物治疗不能控制的中、重度青光眼。
- 并发症：白内障形成，视力丧失，低眼压，眼内炎。
  - 常伴有滤泡感染和滤泡渗漏，可导致进一步的并发症和多次手术 [32, 38]。

晶状体摘除术

- 机制：摘除晶状体导致前房角变宽 [37]。

- 适应证：眼压 > 30 mmHg 的原发性闭角型青光眼和原发性房角关闭。
  - 对原发性闭角型青光眼的治疗可能比激光周边虹膜切开术更有效，治疗成本更低[37]。
- 并发症：眼内出血，感染，视网膜脱离，眼内炎[37]。

参考文献

1. Sihota R, Sidhu T, Dada T. The role of clinical examination of the optic nerve head in glaucoma today. Curr Opin Ophthalmol. 2021;32(2):83–91. https://doi.org/10.1097/ ICU.0000000000000734.

2. Salmon J. Chapter 11: Glaucoma. In: Kanski's clinical ophthalmology. 9th ed. Amsterdam: Elsevier; 2021. https://www.us.elsevierhealth.com/kanskis-clinicalophthalmology-9780702077111.html.

3. Zhang N, Wang J, Li Y, Jiang B. Prevalence of primary open angle glaucoma in the last 20 years: a meta-analysis and systematic review. Sci Rep. 2021;11:13762. https://doi.org/10.1038/ s41598-021-92971-w.

4. Lamina cribrosa—American Academy of Ophthalmology. https://www.aao.org/image/laminacribrosa. Accessed 15 May 2022.

5. Anterior segment anatomy—American Academy of Ophthalmology. https://www.aao.org/image/anterior-segment-anatomy. Accessed 15 May 2022.

6. The 2 Layers of the ciliary epithelium. https://www.aao.org/bcscsnippetdetail. aspx?id=8f648b4f-3436-4ef3-bfea-672eb4aef10c. Accessed 15 May 2022. E. Bolton et al.91

7. Weinreb RN, Aung T, Medeiros FA. The pathophysiology and treatment of glaucoma: a review. JAMA. 2014;311(18):1901. https://doi.org/10.1001/JAMA.2014.3192.

8. Goel M, Picciani RG, Lee RK, Bhattacharya SK. Aqueous humor dynamics: a review. Open Ophthalmol J. 2010;4(1):52–9. https://doi.org/10.2174/1874364101004010052.

9. Tanna AP. American Academy of Ophthalmology 2021–2022 Basic and clinical science course, section 10: glaucoma. San Francisco: American Academy of Ophthalmology; 2020.

10. Amerasinghe N, Aung T. Angle-closure: risk factors, diagnosis and treatment. Prog Brain Res. 2008;173:31–45. https://doi.org/10.1016/S0079-6123(08)01104-7.

11. Angle-closure glaucoma—American Academy of Ophthalmology. https://www.aao.org/image/angleclosure-glaucoma-18. Accessed 15 May 2022.

12. Aponte EP, Diehl N, Mohney BG. Incidence and clinical characteristics of childhood glaucoma: a population-based study. Arch Ophthalmol. 2010;128(4):478–82. https://doi.org/10.1001/ ARCHOPHTHALMOL.2010.41.

13. Extensive glaucomatous damage—American Academy of Ophthalmology. https://www.aao.org/image/extensive-glaucomatous-damage. Accessed 15 May 2022.

14. Gonioscopic landmarks—American Academy of Ophthalmology. https://www.aao.org/image/gonioscopic-landmarks. Accessed 15 May 2022.

15. Retinal nerve fber layer—American Academy of Ophthalmology. https://www.aao.org/image/

retinal-nerve-fber-layer-2. Accessed 15 May 2022.

16. Sathyan P, Anitha S. Optical coherence tomography in glaucoma. J Curr Glaucoma Pract. 2012; 6(1):1. https://doi.org/10.5005/JP-JOURNALS-10008-1099.

17. Heijl A, Patella VM, Bengstsson B. The feld analyzer primer: excellent perimetry. 5th ed. Jena: Carl Zeiss Meditec, Incorporated; 2021.

18. Ballon BJ, Echelman DA, Shields MB, Ollie AR. Peripheral visual feld testing in glau coma by automated kinetic perimetry with the Humphrey feld analyzer. Arch Ophthalmol. 1992;110(12):1730–2. https://doi.org/10.1001/ARCHOPHT.1992.01080240070033.

19. Bosworth CF, Sample PA, Johnson CA, Weinreb RN. Current practice with stan dard automated perimetry. Semin Ophthalmol. 2000;15(4):172–81. https://doi. org/10.3109/08820530009037869.

20. Anderson DR, Drance SM, Schulzer M, Collaborative Normal-Tension Glaucoma Study Group. Comparison of glaucomatous progression between untreated patients with normal tension glaucoma and patients with therapeutically reduced intraocular pressures. Am J Ophthalmol. 1998;126(4):487–97. https://doi.org/10.1016/S0002-9394(98)00223-2.

21. Guedes GB, Karan A, Mayer HR, Shields MB. Evaluation of adverse events in self-reported sulfa-allergic patients using topical carbonic anhydrase inhibitors. J Ocul Pharmacol Ther. 2013; 29(5):456–61. https://doi.org/10.1089/JOP.2012.0123.

22. Alvarado JA, Shifera AS. Progress towards understanding the functioning of the trabecu lar meshwork based on lessons from studies of laser trabeculoplasty. Br J Ophthalmol. 2010; 94(11):1417–8. https://doi.org/10.1136/BJO.2010.182543.

23. Realini T. Selective laser trabeculoplasty. J Glaucoma. 2008;17(6):497–502. https://doi.org/10.1097/ IJG.0B013E31817D2386.

24. Gazzard G, Konstantakopoulou E, Garway-Heath D, et al. Laser in glaucoma and ocular hyper tension (LiGHT) trial. A multicentre, randomised controlled trial: design and methodology. Br J Ophthalmol. 2018;102(5):593–8. https://doi.org/10.1136/BJOPHTHALMOL-2017-310877.

25. Gazzard G, Konstantakopoulou E, Garway-Heath D, et al. Selective laser trabeculoplasty versus eye drops for frst-line treatment of ocular hypertension and glaucoma (LiGHT): a multicentre randomised controlled trial. Lancet. 2019;393(10180):1505–16. https://doi.org/10.1016/S0140-6736(18)32213-X.

26. Gedde SJ, Vinod K, Wright MM, et al. Primary open-angle glaucoma preferred practice pattern®. Ophthalmology. 2021;128(1):P71–P150. https://doi.org/10.1016/J.OPHTHA.2020.10.022.

27. Radhakrishnan S, Chen PP, Junk AK, Nouri-Mahdavi K, Chen TC. Laser peripheral iri dotomy in primary angle closure: a report by the American Academy of ophthalmology. Ophthalmology. 2018;125(7):1110–20. https://doi.org/10.1016/J.OPHTHA.2018.01.015.

28. Napier ML, Azuara-Blanco A. Changing patterns in treatment of angle closure glaucoma. Curr Opin Ophthalmol. 2018;29(2):130–4. https://doi.org/10.1097/ICU.0000000000000453.

29. Martin KRG, Broadway DC. Cyclodiode laser therapy for painful, blind glaucomatous eyes. Br J Ophthalmol. 2001;85(4):474–6. https://doi.org/10.1136/BJO.85.4.474.

30. Ansari E, Gandhewar J. Long-term effcacy and visual acuity following transscleral diode laser photocoagulation in cases of refractory and non-refractory glaucoma. Eye (Lond). 2007;21(7):936–

40. https://doi.org/10.1038/SJ.EYE.6702345.

31. Lim R. The surgical management of glaucoma: a review. Clin Exp Ophthalmol. 2022; 50(2):213–31. https://doi.org/10.1111/CEO.14028.

32. Gedde SJ, Feuer WJ, Lim KS, et al. Treatment outcomes in the primary tube versus trabecu lectomy study after 3 years of follow-up. Ophthalmology. 2020;127(3):333–45. https://doi.org/10.1016/J.OPHTHA.2019.10.002.

33. Achiron A, Sharif N, Achiron RNO, Nisimov S, Burgansky-Eliash S. Micro-invasive glaucoma surgery: current perspectives and future directions. Curr Opin Ophthalmol. 2012; 23(2):625–585. https://doi.org/10.1097/ICU.0B013E32834FF1E7.

34. Two approaches to MIGS: iStent and Trabectome—American Academy of Ophthalmology. https://www.aao.org/eyenet/article/two-approaches-to-migs-istent%2D%2Dtrabectome. Accessed 15 May 2022.

35. Mathew DJ, Buys YM. Minimally invasive glaucoma surgery: a critical appraisal of the literature. Annu Rev Vis Sci. 2020;6:47–89. https://doi.org/10.1146/ANNUREV-VISION-121219-081737.

36. Lavia C, Dallorto L, Maule M, Ceccarelli M, Fea AM. Minimally-invasive glaucoma surgeries (MIGS) for open angle glaucoma: a systematic review and meta-analysis. PLoS One. 2017; 12(8):183142. https://doi.org/10.1371/JOURNAL.PONE.0183142.

37. Azuara-Blanco A, Burr J, Ramsay C, et al. Effectiveness of early lens extraction for the treatment of primary angle-closure glaucoma (EAGLE): a randomised controlled trial. Lancet (London, England). 2016;388(10052):1389–97. https://doi.org/10.1016/S0140-6736(16)30956-4.

38. Gedde SJ, Schiffman JC, Feuer WJ, Herndon LW, Brandt JD, Budenz DL. Treatment outcomes in the tube versus trabeculectomy (TVT) study after 5 years of follow-up. Am J Ophthalmol. 2012; 153(5):803.e2. https://doi.org/10.1016/J.AJO.2011.10.026.

第六章

视网膜

Lauren Collwell, Sean Teebagy, and Karen Jeng-Miller

引言

视网膜领域包括玻璃体和视网膜的疾病及其治疗。其中包含一些致盲疾病，例如糖尿病视网膜病变和年龄相关性黄斑变性。

通往视网膜亚专科的路径始于眼科住院医师培训之后。培训包括视网膜内科（1年）或视网膜外科（2年）的视网膜专科进修。

- 视网膜内科专门从事视网膜疾病的非手术治疗，包括为黄斑变性进行玻璃体内注射或为视网膜裂孔进行激光光凝等操作。
- 视网膜外科涵盖视网膜内科，还会应用外科手术治疗视网膜病变。例如，为治疗视网膜脱离进行经睫状体扁平部玻璃体切除术。

眼后段的解剖结构

- 视神经（图6.1）：将视杆细胞和视锥细胞产生的电脉冲传送到相应的大脑区域。视神经只包含传入（感觉）纤维。视神经的直径为 1.2 ～ 2.5 mm，包含 120 万～ 150 万根神经纤维[1]。
- 小动脉与小静脉（图6.1）：视网膜中央动脉是眼动脉的一个分支，为视网膜的内 2/3 提供血液[2]。视网膜中央静脉将视网膜的血液引流至海绵窦。脉络膜为包括光感受器在内的外层视网膜提供血液，并流入涡静脉[3]。
- 视网膜：视网膜由十层同心圆形的组织构成，它们将光转化为化学信号并传送到大脑，然后大脑将信号演绎为三维的世界。光感受器（视杆细胞和

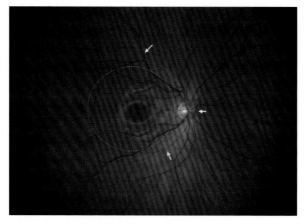

图 6.1　视网膜的眼底照相。白色虚线圆圈划定黄斑区。白色箭号指示视神经。小动脉（黄色箭号，较细的血管）和小静脉（黄色箭号，较粗的血管）提供进出眼球的血流

视锥细胞）是将光转化为化学信号的关键细胞 [4]。黄斑（macula）（图6.1）是视网膜的中心部分，负责中心视力，包含视网膜中视锥细胞密度最高的中心凹（fovea）。中心凹负责识别细节和颜色。相比之下，周边视网膜主要由视杆细胞构成，它们主要在弱光照条件下起作用。视网膜的前端是锯齿缘（ora serrata），锯齿缘是脉络膜和睫状体的交界处。用间接检眼镜观察锯齿缘通常需要巩膜压陷（scleral depression）技术。

■ 玻璃体：眼后段内的凝胶状物质，主要由Ⅳ型胶原纤维组成。玻璃体填充了晶状体和视网膜之间的空间。玻璃体基底部是玻璃体凝胶的最前端，横跨锯齿缘。玻璃体与视网膜和锯齿缘在玻璃体基底部紧密附着。后玻璃体是玻璃体与内层视网膜相接的部分，在生命之初，玻璃体和视网膜紧密相邻，随着眼的成熟，玻璃体液化导致其后表面与视网膜分离 [5]。

■ 脉络膜：位于视网膜和巩膜之间富含血管的疏松结缔组织。它为外层视网膜输送氧气和营养物质。

视网膜的层次 [6]

光学相干断层扫描成像提供了视网膜各层的详细视图（图6.2）。

■ 内界膜（ILM）：基底膜由 Müller 细胞的足板组成。

■ 神经纤维层（NFL）：神经节细胞胞体的轴突延伸至视盘，在视盘最厚，越到周边越薄。

■ 神经节细胞层：胞体负责接收外层视网膜传入的信息并通过视神经轴突传入大脑。

■ 内丛状层：无长突细胞和视网膜神经节细胞之间的突触。

■ 内核层：双极细胞、无长突细胞和水平细胞的胞体。

■ 外丛状层：水平细胞和光感受器细胞之间的突触。

■ 外核层：光感受器细胞的胞体。

■ 外界膜：光感受器内节与细胞核之间的界面。

■ 光感受器视杆细胞和视锥细胞：负责将光子转化为可传递给内层视网膜的化学信号的光敏组织。

■ 视网膜色素上皮（RPE）：视网膜神经感觉层外侧的色素细胞层，负责光感受器的营养供给。

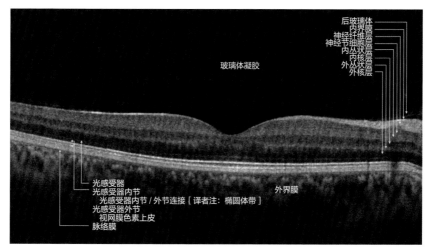

图 6.2　光学相干断层扫描显示视网膜各层次

检查技术

可以通过裂隙灯和（或）双目间接检眼镜对视网膜进行检查。这两种方法都需要聚光透镜来聚焦图像（表 6.1）。

■ 裂隙灯。

● 裂隙灯透镜是高倍率的聚光透镜，可以产生一个眼底的倒像。适用于小瞳孔检查。

- ■ 间接检眼镜。
  - ● 间接透镜是与间接检眼镜一起使用的。与裂隙灯透镜相比，间接透镜也可以产生一个视网膜的倒像，但视野范围更大，而放大倍率略低。28 D 透镜适用于小瞳孔和（或）儿童检查，因为它提供了比 20 D 透镜更宽的视野。与 28 D 透镜相比，20 D 透镜的放大倍率更高，是成人间接视网膜检查中使用的标准透镜。
- ■ 巩膜压陷。
  - ● 巩膜压陷是一种用于检查视网膜远周边部的重要检查技术。由于眼的光学特性，视网膜周边部和锯齿缘通常难以仅用间接检眼镜观察到。在巩膜压陷过程中，一种光滑的金属器械对巩膜施加轻柔的压力，使视网膜的前部凹陷进检查者的视野中。它还可以用于动态检查，提供三维线索，以发现周边部的病变，如视网膜裂孔或裂洞。

表 6.1　用于眼科检查的不同聚光透镜

	裂隙灯透镜			间接透镜	
透镜（D）	90	78	66	20	28
适用范围	全视网膜	黄斑与视神经	高度细节	全视网膜	全视网膜，小瞳孔，视野范围大
放大倍数	0.66×	0.77×	1×	约 3×	约 2.2×
与 2 mm 裂隙光束相比的图像尺寸	1.3 mm	1.1 mm	1 mm		

视网膜成像[7]

- ■ 光学相干断层扫描（OCT）：是一种非侵入性技术，使用光线来提供视网膜各层的横截面视图（图 6.2）。可提供一种详细的微观病理图像，例如黄斑变性的病理标志物（玻璃膜疣，图 6.3）或继发于糖尿病视网膜病变的水肿（图 6.4）。
- ■ 光学相干断层扫描 - 血管造影（OCT-A）：是一种无创成像方式，可用于检查视网膜和脉络膜的微血管（图 6.5）。它利用红细胞的运动来描绘血管，不需要使用荧光素染料。OCT-A 是一种无创的方法，可以帮助检测脉络膜新生血管形成和评估无灌注区。

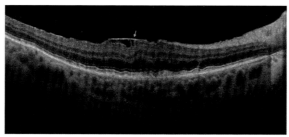

图6.3 光学相干断层扫描显示年龄相关性黄斑病变的病理
标志物——玻璃膜疣（红箭号）。也显示了可以扭曲正常
视网膜轮廓的视网膜前膜（绿箭号）

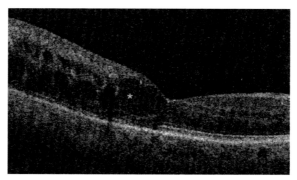

图6.4 光学相干断层扫描显示视网膜囊样改变（蓝星），
称为糖尿病黄斑水肿，与糖尿病视网膜病变有关

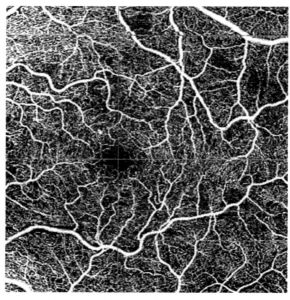

图6.5 光学相干断层扫描－血管造影显示视网膜浅层的
血管

- B超扫描：可测量不同组织的回声，并将这些信息表示为二维亮度图。高回声性组织呈白色（例如视网膜），而低回声性组织呈淡白色或黑色（无回声，例如玻璃体）（图6.6）。在介质混浊（角膜混浊、致密性白内障）无法借助裂隙灯或间接检眼镜获取合适的视网膜影像时，可使用B超扫描。B超扫描还可以用于探查具有特征的眼后段肿瘤，如脉络膜黑色素瘤或转移瘤。

- 荧光素血管造影（FA）：是一种影像技术，通过静脉注射或口服荧光素染料来突显视网膜血管（图6.7）。它对于检测视网膜无灌注区、血管炎和新生血管形成特别有用。

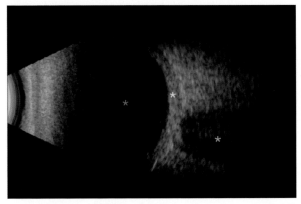

图6.6 眼部B超扫描显示玻璃体腔（粉色星）、视网膜（黄色星）和视神经（绿色星）

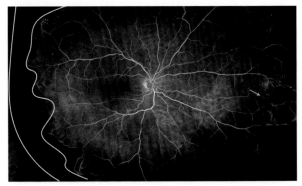

图6.7 荧光素血管造影显示周边无灌注区（黄线之间）和微动脉瘤（蓝箭号）

- 吲哚青绿血管造影（ICG）：与荧光素血管造影相似，吲哚青绿血管造影使用全身荧光素染料来突显血管病变。与荧光素血管造影不同的是，它在观察脉络膜而不是视网膜血管方面最为有用。

- 眼底自发荧光（FAF）：眼底自发荧光（图 6.8）是一种无创成像方式，不需要使用侵入性染料。它利用视网膜色素上皮中脂褐质沉积的自然荧光特性来提供视网膜的图像。此技术对于诊断导致视网膜色素上皮功能障碍和脂褐质积累的疾病很重要。

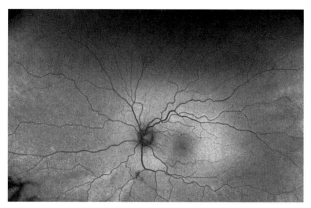

图 6.8　左眼眼底自发荧光。没有检测到异常的自发荧光模式

常见的病理和治疗

玻璃体后脱离（PVD）

- 主诉：新出现飞蚊症和（或）闪光感。
- 病因：玻璃体液化和脱水收缩导致玻璃体浓缩并与视网膜分离。
- 病史：症状的发作和持续时间，漂浮物的性质和数量，闪光感，视野黑影或窗帘样遮挡。
- 鉴别诊断：眼型偏头痛，视网膜裂孔和（或）脱离，星状玻璃体变性，玻璃体炎症（感染性或非感染性），玻璃体积血。
- 主要检查发现：视神经前方的环形漂浮物（Weiss 环）表明玻璃体从视盘脱离。
- 影像学：光学相干断层扫描可以明确显示和确认 PVD 的存在（图 6.9）。
- 治疗：先配合巩膜压陷进行散瞳检查。建议 4 周后复查，以确认有无周边病变。当发现视网膜裂孔、裂洞或脱离时应及时进行治疗。

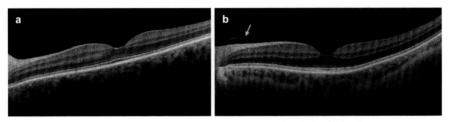

图 6.9　OCT 显示（a）无玻璃体后脱离，而（b）存在玻璃体后脱离（蓝箭号）[译者注：原文有误]

视网膜脱离（RD）

- 主诉：闪光感，新出现飞蚊症，视野黑影或窗帘样遮挡。
- 病因：有 3 种类型——孔源性、牵拉性和渗出性。孔源性视网膜脱离继发于视网膜裂孔或裂洞，是最常见的。视网膜神经感觉层与其血液供应脱离后，会迅速导致永久性的视觉损伤。
- 病史：症状的发作和持续时间，外伤，视网膜裂孔或脱离家族史。
- 鉴别诊断：视网膜劈裂，脉络膜肿物。
- 主要检查发现：前玻璃体中可见色素细胞（Schaeffer 征），视网膜从其下的视网膜色素上皮层明显隆起与脱离。需要评估的重要细节包括：①患者的晶状体状态；②有无玻璃体后脱离；③视网膜脱离范围的钟点数；④所有的裂孔或裂洞及其位置；⑤黄斑状态。
- 影像学：眼底照相可见视网膜脱离，光学相干断层扫描显示视网膜下积液（图 6.10）。

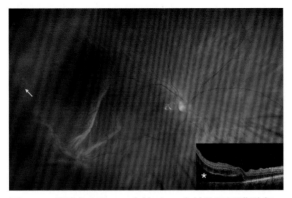

图 6.10　累及黄斑的、7 点钟至 11 点钟的视网膜脱离，且伴有 9 点钟视网膜裂孔（黄箭号）。光学相干断层扫描证实黄斑存在视网膜下积液（插图，白星号）

- 治疗：包括激光视网膜固定术（用于小的、周边的、无症状视网膜脱离）、气体视网膜固定术、巩膜垫压术（环形或节段性）、睫状体扁平部玻璃体切除术。

糖尿病视网膜病变

- 主诉：糖尿病患者视力减退。
- 病因：由于长期和（或）不受控制的糖尿病，造成眼部结构的微血管受损。
- 病史：糖尿病诊断的年份和类型，最近的糖化血红蛋白，胰岛素使用情况，既往眼科诊断和治疗。
- 鉴别诊断：眼缺血综合征，视网膜分支或中央静脉阻塞，高血压性视网膜病变，HIV 相关性视网膜病变，镰状细胞性视网膜病变，放射性视网膜病变。
- 主要检查发现（图 6.11 和 6.12，表 6.2）：非增殖性糖尿病视网膜病变的表现包括异常扩张的小血管突起（称为微动脉瘤）、视网膜斑点状出血（代表微动脉瘤破裂）、棉绒斑（局灶性缺血）以及黄色脂质和蛋白质沉积（硬性渗出）。可能出现黄斑水肿，其特征为视网膜增厚和硬性渗出。增殖性糖尿病视网膜病变除包括非增殖性糖尿病视网膜病变的所有表现外，还可见虹膜、房角、视神经或视网膜周边部有新生血管形成。
- 影像学：光学相干断层扫描对于检测黄斑水肿非常有用，黄斑水肿的主要特征包括视网膜增厚、视网膜层间弱反射和中心凹凹陷变平（图 6.4）。持续的黄斑水肿可以导致 Müller 细胞坏死，进而在视网膜内形成囊腔。

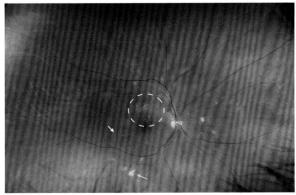

图 6.11 中度非增殖性糖尿病视网膜病变。其特征为斑点状出血（白色箭号）、硬性渗出（白色圆圈）和棉绒斑（黄色箭号）

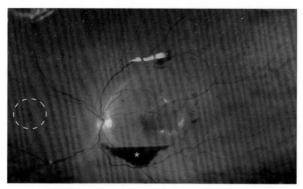

图 6.12 增殖性糖尿病视网膜病变伴视网膜前出血（黄星）和视网膜新生血管形成（白圈）

表 6.2 糖尿病视网膜病变分期[10]

糖尿病视网膜病变分期	眼部发现
无视网膜病变	无异常
轻度非增生性	少数微动脉瘤
中度非增生性	许多微动脉瘤、斑点状出血和（或）静脉串珠，但未达到重度。也可能有棉绒斑
重度非增生性	4-2-1 规则： 4 个象限出现微动脉瘤和斑点状出血 2 个或更多象限有静脉串珠 1 个或更多象限有微血管异常
增生性	眼部（虹膜、房角、视盘、视网膜周边）有新生血管形成
高危增生性	视盘新生血管形成面积大于视盘面积的 1/4 视盘新生血管形成伴有玻璃体或玻璃体前出血 视网膜新生血管形成伴玻璃体或玻璃体前出血

■ 治疗：治疗取决于疾病的分期。一旦需要治疗，可考虑激光（全视网膜或局灶性）、注射抗血管内皮生长因子（VEGF）、注射类固醇、手术治疗未廓清的玻璃体出血或糖尿病性牵拉性脱离[8, 9]。

年龄相关性黄斑变性（AMD）

- 主诉：新出现盲点，视力下降，视物变形（视物扭曲）。
- 病因：AMD 分为干性（非渗出性）和湿性（渗出性）（表 6.3）。干性 AMD 的特征表现是玻璃膜疣和视网膜萎缩。湿性 AMD 的定义是有脉络膜新生血管形成。脉络膜功能减退引发细胞外物质（玻璃膜疣）在外层视网膜和脉络膜之间积聚，损伤光感受器并导致脉络膜新生血管形成。AMD 的危险因素包括高龄、家族史、吸烟和饮食[11]。
- 病史：AMD 家族史，吸烟状况。
- 鉴别诊断：正常老化的玻璃膜疣，图形性营养不良，药物毒性。
- 主要检查发现：玻璃膜疣，视网膜色素上皮改变，视网膜萎缩，视网膜出血，视网膜下和（或）视网膜内积液。
- 影像学：光学相干断层扫描对于检测 AMD 的早期病理改变非常敏感（图 6.3）。这些早期病理改变包括可以进展为视网膜萎缩的玻璃膜疣，以及通常表现为视网膜下和（或）视网膜内积液的脉络膜新生血管形成。

表 6.3 年龄相关性黄斑变性分期

分期	特征
正常老化，无 AMD	少量（＜15）小（＜63 μm）玻璃膜疣，无色素改变，或无玻璃膜疣
早期	少量中等大小（63 ～ 124 μm）玻璃膜疣伴或不伴色素改变
中期	许多中等大小玻璃膜疣和（或）一个大（125 μm）玻璃膜疣和（或）不累及黄斑的地图样萎缩（GA）
晚期（无渗出）	累及黄斑的地图样萎缩
晚期（有渗出）	脉络膜新生血管形成

- 治疗：每天在家自检 Amsler 网格，以监测干性向湿性的转变。对某些患者可使用 AREDS 2 维生素预防向湿性的进展；戒烟；为湿性 AMD 患者注射抗血管内皮生长因子。

视网膜手术

玻璃体内注射

- 局部用药既可使全身不良作用最小化，又能提高药物的有效浓度。直接向玻璃体腔内注射药物，可以避开血眼屏障，使药物与眼内结构，尤其是视网膜更加贴近。

- 抗生素、化疗药物和抗血管内皮生长因子制剂都常用于玻璃体内。用于基因治疗的病毒载体是玻璃体内治疗的前沿应用，目前正在积极研究中。

- 注射的风险包括眼内炎、创伤性白内障、视网膜脱离、视网膜中央静脉阻塞和青光眼。适当的技术和无菌操作可以降低这些风险。

- 在角膜缘后 3 ~ 4 mm 处进行注射，这是睫状体扁平部的标志性区域。在此安全区域内进针注射可将刺破视网膜或晶状体的风险降到最低。

- 注射后要检查视力，以评估潜在的并发症。如果视力是无光感，那么可能是由眼压升高引起的视网膜中央动脉阻塞，此时应立即进行前房穿刺，以降低眼压并恢复视网膜灌注。

睫状体扁平部玻璃体切除术

- 一种现代化的视网膜手术，就像玻璃体内注射一样，通过相对安全的睫状体扁平部进入视网膜和眼后段。在玻璃体腔内操作器械，可能会对玻璃体和附着的视网膜造成牵拉，存在医源性视网膜裂孔和脱离的风险。因此，不同程度的玻璃体切除（玻璃体切除术）是整体视网膜手术的一部分。

- 玻璃体切除术是通过在睫状体平坦部的巩膜上放置几个套管来完成的。先将器械如镊子、光导管或玻璃体切割器放入眼后段，然后用玻璃体切割器切割并从眼内吸出玻璃体凝胶。

- 移除玻璃体可能是手术的最终目的（如在玻璃体密集出血的病例），也可能是为了辅助其他手术，如修复视网膜脱离、摘除眼内异物或剥除视网膜前膜。

- 玻璃体切除术成功后，通常用生理盐水、气体或硅油填充玻璃体腔，以维持正常的眼压。

- 玻璃体切除术的适应证包括孔源性或牵拉性视网膜脱离、不吸收的玻璃体出血，以及影响视力的视网膜前膜、黄斑裂孔和眼内炎。

■ 虽然现代玻璃体切除术的成功率很高，但也可能发生并发症（如眼内炎、视网膜脱离、玻璃体出血和白内障）。

参考文献

1. Rapuano CJ, Stout JT, McCannel CA. 2020–2021 Basic and clinical science course (BCSC) section 10: glaucoma. San Francisco: American Academy of Ophthalmology; 2020. p. 59.

2. McCannel CA, Berrocal AM, Holder GE, Kim SJ, Leonard BC, Rosen RB, Spaide RF, Sun JK. 2020–2021 Basic and clinical science course (BCSC) section 12: retina. San Francisco: American Academy of Ophthalmology; 2020. p. 16.

3. Harris A, et al. Retinal and choroidal blood fow in health and disease. Retina. 2006;1:83–102. https://doi.org/10.1016/b978-0-323-02598-0.50011-2.

4. Neves G, Lagnado L. The retina. Curr Biol. 1999;9(18):R674–7.

5. Le Goff M, Bishop P. Adult vitreous structure and postnatal changes. Eye. 2008;22:1214–22.

6. Kolb H. Simple anatomy of the retina. In: Kolb H, et al., editors. Webvision: The organization of the retina and visual system. University of Utah Health Sciences Center; 2005.

7. Keane PA, Sadda SR. Retinal imaging in the twenty-frst century: state of the art and future directions. Ophthalmology. 2014;121(12):2489–500.

8. Aiello LM. Perspectives on diabetic retinopathy. Am J Ophthalmol. 2003;136:122.

9. Stitt AW, Curtis TM, Chen M, Medina RJ, et al. The progress in understanding and treatment of diabetic retinopathy. Prog Retin Eye Res. 2016;51:156–86.

10. Early Treatment Diabetic Retinopathy Study Research Group. Grading diabetic retinopathy from stereoscopic color fundus photographs—an extension of the modifed Airlie House classifcation. ETDRS report number 10. Ophthalmology. 1991;98(5 Suppl):786–806.

11. Age-Related Eye Disease Study Research Group. The Age-Related Eye Disease Study (AREDS): design implications. AREDS report no. 1. Control Clin Trials. 1999;20(6):573–600. https://doi.org/10.1016/s0197-2456(99)00031-8.

第七章
葡萄膜炎

Jacob S. Heng and Ninani Kombo

解剖学

葡萄膜分为 3 部分，由前向后排列如下。

- 虹膜。
- 睫状体。
- 脉络膜。

葡萄膜炎可以根据炎症的解剖部位和病程进行分类（图 7.1），也可以根据病因分类，如表 7.1 所示。

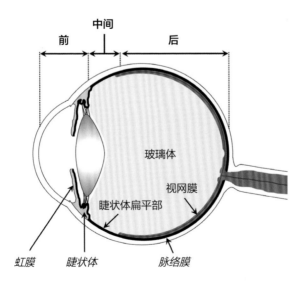

图 7.1　根据炎症累及的解剖部位将葡萄膜炎分为前、中间、后葡萄膜炎（粗体）。葡萄膜的相应部分用斜体表示

表 7.1　葡萄膜炎的 IUSG 临床分型

病因	包含内容
感染性	细菌性 病毒性 真菌性 寄生虫性 其他
非感染性	与全身性疾病相关 与全身性疾病不相关
伪装综合征	肿瘤性 非肿瘤性

注：IUSG—国际葡萄膜炎研究组。

流行病学

葡萄膜炎是一种相对少见的疾病，年发病率为 50/10 万人，年患病率为 150/10 万人[1]。虽然葡萄膜炎相对少见，但它是发达国家致盲的主要原因之一[2]。高达 70% 的葡萄膜炎患者出现一定程度的视力丧失，超过 10% 的患者出现明显的视力丧失和失明[3]。葡萄膜炎的发病率随着年龄增长而增加[1]，女性比男性更常见[4]。前葡萄膜炎是最常见的亚型，在美国占所有葡萄膜炎的 80%[5]。

病史

病史的关键部分包括症状的发作时间和持续时间。根据这些信息可对葡萄膜炎进行分型。

- 急性——突发，持续时间短。
- 复发——反复发作，间期无治疗的非活动期超过 3 个月。
- 慢性——中断治疗后 3 个月内复发的持续性葡萄膜炎。

常见症状因炎症部位不同而异，具体如下。

- 前葡萄膜炎——疼痛、充血、畏光、视力减退。
- 中间葡萄膜炎——飞蚊症、视力减退。
- 后葡萄膜炎——飞蚊症、闪光感、暗点、视力减退、视物变形。

疼痛和充血通常是由虹膜和前房的炎症引起的。疼痛和畏光主要是由睫状肌痉挛和虹膜肌的炎症引起的。然而，疼痛也可能是由眼压增高引起的。

■ 青少年特发性关节炎是一个值得注意的例外，其典型特征是无痛性前葡萄膜炎。

视力减退可能是由视轴中的炎症细胞或碎片引起的，也可能由慢性炎症继发的白内障或带状角膜病变引起。黄斑水肿也可以引起视力减退，可出现在后葡萄膜炎和中间葡萄膜炎。

检查

全面的体格检查对于确定葡萄膜炎的潜在病因是很有必要的。由于葡萄膜炎通常是全身性疾病的表现，因此检查并不局限于眼。

■ 皮肤——皮疹，白癜风，结节。

■ 结膜/巩膜——充血，巩膜变薄（图 7.2）。

■ 角膜——带状角膜病变，角膜后沉着物，角膜内皮色素沉着。

■ 前房——细胞，闪辉，纤维蛋白，前房积脓。

■ 虹膜——虹膜后粘连（图 7.3），虹膜缺损，虹膜异色。

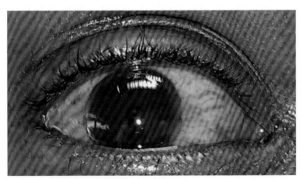

图 7.2　急性前葡萄膜炎的结膜充血

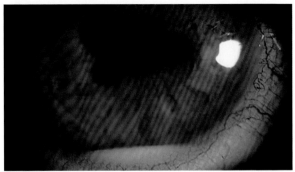

图 7.3　HLA-B27 相关的前葡萄膜炎，表现为前房积脓和虹膜后粘连

- 晶状体——白内障。
- 玻璃体——炎症细胞（图7.4），雪球状或雪堆状改变（图7.5）。
- 视网膜——细胞浸润（图7.3），血管鞘（图7.6），水肿，新生血管形成。
- 视神经——水肿，新生血管形成。

图7.4 弓形体病脉络膜视网膜炎，表现为玻璃体炎（眼后段结构模糊不清）和脉络膜视网膜炎（上方的白色病灶）

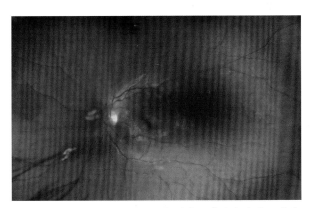

图7.5 中间葡萄膜炎可见雪球状改变（黄白色炎症细胞聚集物在玻璃体上覆盖视神经和视网膜血管）

裂隙灯检查在确定正常光学透明的前房房水中是否存在白细胞或异常数量的蛋白质方面非常重要。这些异常的定量有助于建立葡萄膜炎的诊断，并能够追踪疾病的活动性和治疗反应[6]（表7.2）。

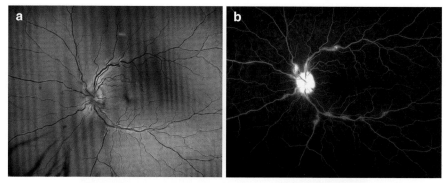

图 7.6　a. 结节病伴肉芽肿、出血和视盘水肿。b. 荧光素血管造影显示视网膜静脉和视盘的炎症

表 7.2　SUN 工作组对前房细胞和前房闪辉的分级方案[6]

前房细胞分级	视野中的细胞数 （视野大小 =1 mm×1 mm 的裂隙光束）
0	＜ 1
0.5 +	1 ~ 5
1 +	6 ~ 15
2 +	16 ~ 25
3 +	26 ~ 50
4 +	＞ 50

前房闪辉分级	描述
0	没有
1 +	微弱
2 +	中等（虹膜和晶状体细节清晰）
3 +	明显（虹膜和晶状体细节模糊）
4 +	致密（纤维渗出或严重的白色房水混浊）

实验室评估

应根据患者人口统计学以及病史和体格检查的特征所提示的最可能病因，确定适当的实验室评估（表 7.3）。

前葡萄膜炎

- 儿童。
  - 在伴有无痛和慢性炎症的病例，应考虑青少年特发性关节炎。
    - 抗核抗体，血沉（ESR），类风湿因子，关节 X 线片。
  - 肾小管间质性肾炎葡萄膜炎（TINU）。
    - 尿液分析，尿 β_2 微球蛋白，肌酐，肾活检。
- 成人。
  - 可能有多种感染原因。
    - 梅毒，HLA-B27，血管紧张素转化酶 / 溶菌酶，胸部 CT。

中间葡萄膜炎

- 神经系统症状 / 多发性硬化：脑 MRI。
- 眼部淋巴瘤：诊断性玻璃体切除术。
- 血管紧张素转化酶 / 溶菌酶，莱姆病，胸部 CT，脑 MRI。

后葡萄膜炎

- 荧光素血管造影。
- 弓形体病，血管紧张素转化酶 / 溶菌酶，胸部 CT，全血干扰素试剂（QuantiFERON gold），水痘病毒 / 单纯疱疹病毒滴度，梅毒。

表 7.3 为葡萄膜炎患者量身定制的评估

葡萄膜炎	相关的全身性疾病	实验室 / 影像学检查
儿童前葡萄膜炎	青少年特发性关节炎，肾小管间质性肾炎葡萄膜炎	抗核抗体，全血细胞计数，尿 β_2 微球蛋白，综合代谢检查
成人前葡萄膜炎	HLA-B27 相关疾病（炎症性肠病、强直性脊柱炎反应性关节炎、银屑病性关节炎），结节病，梅毒	HLA-B27，胸部 X 线，梅毒螺旋体颗粒凝集试验（TPPA）

续表

葡萄膜炎	相关的全身性疾病	实验室 / 影像学检查
中间葡萄膜炎	多发性硬化，结节病，梅毒，恶性肿瘤，伪装综合征	胸部 X 线，胸部 CT（如果胸部 X 线检查阴性但怀疑程度高），颅脑 MRI，诊断性玻璃体切除术（结合流式细胞术、IL-6/IL-10 等）
后葡萄膜炎或全葡萄膜炎	结节病，Vogt-Koyanagi-Harada 综合征，白塞病，梅毒，水痘病毒感染，单纯疱疹病毒感染，巨细胞病毒感染，弓形体病	胸部 X 线，胸部 CT（如果胸部 X 线检查阴性但怀疑程度高），前房或玻璃体穿刺行 PCR 研究（病毒或弓形体病）

治疗

皮质类固醇（全身或局部使用）是疑似非感染性葡萄膜炎初始治疗的主要药物。

- 通常使用 1% 醋酸泼尼松龙滴眼液，耐受性好。
  - 长期（＞2 周）局部使用皮质类固醇可能导致眼压增高 / 青光眼。
- 在排除感染的严重和慢性病例，可以考虑使用眼周类固醇（球结膜囊下注射）。

睫状肌麻痹剂可以通过固定虹膜和睫状体来减轻疼痛和对光的敏感性。这些药物也有助于防止虹膜后粘连的形成。

- 环戊酸酯的持续时间适中，是常用处方药。
- 阿托品作用时间较长，并通过稳定血 - 房水屏障而具有抗炎作用。

在需要使用全身免疫抑制剂的慢性病例，优选全身性类固醇制剂，如甲氨蝶呤。英夫利昔单抗等生物制剂也可能起作用 [7]。

细菌感染可能需要玻璃体内或全身应用抗生素，而病毒感染（如继发于单纯疱疹病毒感染的急性视网膜坏死）则需要及时接受抗病毒药物治疗。

- 在进行 24 ～ 72 小时的适当的抗菌治疗后，通常局部使用皮质类固醇或口服皮质类固醇。

并发症

与葡萄膜炎有关的炎症可能导致数种威胁视力、影响眼结构的并发症。

- 角膜——带状角膜病变。
- 晶状体——白内障。

- 视网膜——黄斑水肿，视网膜脱离。
- 视神经——青光眼。

未经控制的炎症可能最终导致眼球萎缩和失明。早期诊断和治疗通常预后较好，特别是对于前葡萄膜炎患者。中间葡萄膜炎和后葡萄膜炎预后通常较差，尽管给予及时治疗，顽固性炎症依然可能导致失明。对感染性葡萄膜炎患者必须特别小心，因为有可能迅速进展为永久性视力障碍。

参考文献

1. Gritz DC, Wong IG. Incidence and prevalence of uveitis in Northern California; the Northern California epidemiology of uveitis study. Ophthalmology. 2004; 111(3):491–500.

2. Durrani OM, Meads CA, Murray PI. Uveitis: a potentially blinding disease. Ophthalmologica. 2004; 218(4):223–36.

3. Durrani OM, Tehrani NN, Marr JE, Moradi P, Stavrou P, Murray PI. Degree, duration, and causes of visual loss in uveitis. Br J Ophthalmol. 2004; 88(9):1159–62.

4. Sen HN, Davis J, Ucar D, Fox A, Chan CC, Goldstein DA. Gender disparities in ocular infammatory disorders. Curr Eye Res. 2015; 40(2):146–61.

5. Thorne JE, Suhler E, Skup M, Tari S, Macaulay D, Chao J, et al. Prevalence of noninfectious uveitis in the United States: a claims-based analysis. JAMA Ophthalmol. 2016; 134(11):1237–45.

6. Standardization of Uveitis Nomenclature (SUN) Working Group. Standardization of uveitis nomenclature for reporting clinical data. Results of the first international workshop. Am J Ophthalmol. 2005; 140(3):509–16.

7. Rosenbaum JT, Bodaghi B, Couto C, Zierhut M, Acharya N, Pavesio C, et al. New observations and emerging ideas in diagnosis and management of non-infectious uveitis: a review. Semin Arthritis Rheum. 2019; 49(3):438–45.

第八章
儿童眼科学

Grace L. Su, Emily K. Tam, and Laura C. Huang

引言

弱视是北美儿童单侧视力下降的最常见原因，患病率为 2% ~ 4%[1, 2]。常规眼科检查评估屈光不正和斜视偏向是减少弱视发展的重要干预措施。斜视的治疗方案包括配戴眼镜、抑制疗法、遮盖疗法以及手术干预。

弱视

■ 单侧或双侧视力下降，不是由眼部或视觉通路异常引起的 [3]。

病理生理学

■ 视觉通路发育的关键期是 0 ~ 2 岁。在此期间，视皮层对环境刺激高度敏感。视觉通路的白质髓鞘化增加，突触连接持续发展，直到大约 10 岁。

■ 视觉刺激对这一发育系统的干扰可导致弱视。这个快速发育的关键期也允许通过适当的干预来逆转弱视。

分类

■ 斜视性弱视：原因是眼位偏斜。视皮层接受来自注视眼的优势输入，导致偏离眼的弱视。

■ 屈光性弱视：继发于屈光不正，图像没有聚焦在视网膜上，导致视力发育下降。

● 屈光参差性弱视：原因是两眼之间存在不同的屈光不正。屈光不正程度高的眼，如不矫正则会长期接收离焦的视网膜图像。

- 双侧屈光不正性弱视：由于双眼较大的未矫正的屈光不正导致双眼视力下降。

- 子午线性弱视：由于高度散光而产生长期离焦图像。

■ 剥夺性弱视：结构异常遮挡视轴。例如先天性白内障（图 8.1a）、角膜改变（图 8.1b）或引起眼睑遮挡的上睑下垂。

- 虽然剥夺性弱视最不常见，但它是最严重和最难治疗的。

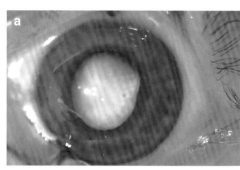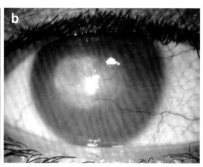

图 8.1　a. 继发于胎儿永存血管的致密白内障。b. 视轴上的致密角膜瘢痕，继发于角膜结膜炎（来源：Republished with permission of Elsevier from Taylor and Hoyt's Pediatric Ophthalmology and Strabismus, Scott R. Lambert and Christopher J. Lyons, 5th ed. 2017; permission conveyed through Copyright Clearance Center, Inc.）

治疗

弱视的治疗包括清除视轴上的遮挡，矫正屈光不正和任何明显的斜视。

■ 屈光矫正。

- 对于弱视或斜视错位可能会增加弱视风险的患者，可给予睫状肌麻痹下的眼镜矫正。

- 屈光矫正是在其他治疗方式如遮盖疗法或药物治疗之前开始的一线治疗[4]。

■ 遮盖疗法。

- 遮盖视力较好的眼会强迫使用弱视眼，驱动视觉发展。

- 遮盖的处方量取决于弱视的严重程度。在治疗过程中，患者需要经常随访，以评估效果，并预防"反向弱视"（由于遮盖而导致原来视力较好的眼发展为弱视）[5, 6]。

  ○ 重度弱视（视力 20/125 ~ 20/400）：每天 6 小时。

- ○ 中度弱视（视力 20/100 或以上）：每天 2 小时。
- ■ 抑制疗法。
  - 药物治疗包括给非弱视眼使用睫状肌麻痹剂以模糊视力并促进弱视眼的使用。
  - 光学退化治疗包括在眼镜上使用雾化或滤镜来模糊非弱视眼的视力。
  - 两种方式对儿童都有效，对不耐受遮盖的患者也有用。
- ■ 手术治疗。
  - 白内障所致的剥夺性弱视可通过白内障手术治疗。建议在 6 周龄（如为单侧）或 8 ~ 10 周龄（如为双侧）时摘除明显影响视力的白内障。
  - 斜视性弱视的病例最终可能需要行斜视矫正手术。

斜视

- ■ 眼位的偏斜。
- ■ 可能导致偏离眼的弱视。

内斜视

内斜视是指眼球向内偏斜或会聚，是儿童斜视最常见的类型[7]。真性内斜视的常见类型包括先天性内斜视、调节性内斜视和非调节性内斜视（包括眼外肌受限和神经支配异常）。

- ■ 假性内斜视。
  - 患者眼位正常，无任何偏斜，但由于宽鼻梁或突出的内眦赘皮，有内斜视样外观。
  - 应与真性内斜视鉴别。
- ■ 先天性 / 婴儿内斜视（图 8.2）。
  - 发生于出生至 6 月龄。
  - 危险因素：早产史、神经和（或）发育问题。
  - 临床特征[8]：偏斜 >30 棱镜屈光度（PD）；低度远视屈光（+1.00 ~ +2.00 D）；由于交叉注视（内收的眼用来观察对侧视野）而视力相等，但如果儿童形成固定优势可能会出现弱视。
  - 治疗：早期斜视手术。

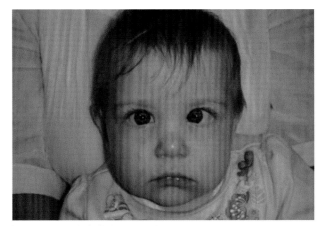

图 8.2　婴儿大角度内斜视（来源：Republished with permission of Elsevier from Taylor and Hoyt's Pediatric Ophthalmology and Strabismus, Scott R. Lambert and Christopher J. Lyons, 5th ed. 2017; permission conveyed through Copyright Clearance Center, Inc. ）

- 调节性内斜视（图 8.3）
  - 发生在 6 月龄至 7 岁之间。
  - 高度未矫正远视导致内转和会聚（近反射三联征的症状之一）。
  - 临床特征：中、高度远视引起的内斜视，通过眼镜矫正可改善或解决。
  - 治疗方法：全远视屈光矫正。斜视手术通常用于矫正眼镜不能缓解的残余内斜视。

外斜视

外斜视指的是眼球外转或发散。常见的类型包括先天性外斜视和间歇性外斜视。

- 先天性外斜视。
  - 发生于出生至 6 月龄。
  - 危险因素：早产、围产期疾病、遗传异常。
  - 临床特征：持续性大角度外斜视。
  - 治疗：早期斜视手术。考虑神经科会诊或脑影像学检查，因为这些患者合并神经系统或颅面疾病的风险高 [9]。

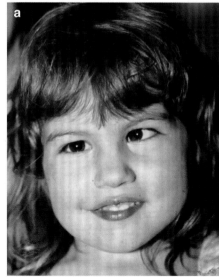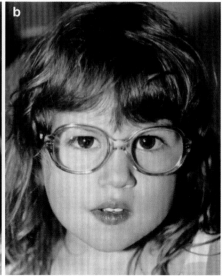

图 8.3　a. 3 岁女孩，出现左内斜视（右眼有较强的注视优势）。近距离和远距离注视时的偏离为 35 PD。睫状肌麻痹验光：右眼 +4.25，左眼 +4.50。b. 同一个女孩，4 周后，戴着全远视矫正镜。她有轻微的左内斜视，右眼有注视优势。开始对右眼进行部分时间的遮挡治疗（来源：Republished with permission of Elsevier from Taylor and Hoyt's Pediatric Ophthalmology and Strabismus, Scott R. Lambert and Christopher J. Lyons, 5th ed. 2017; permission conveyed through Copyright Clearance Center, Inc.）

- 间歇性外斜视。
  - 最常见的类型是显性外斜视。
  - 间歇性外斜视常因疲劳、压力或疾病而加重。可能会失代偿而形成恒定性外斜视。
  - 通常发生在 5 岁之前。
  - 外斜视控制分为良好、一般和差[10]。
    - 良好：只有在遮盖试验后才显现，患者会立即恢复融合。
    - 一般：表现为融合被破坏，眨眼或再注视后才会恢复融合。
    - 差：自发出现，融合未被破坏。
  - 治疗：治疗弱视，并优化眼镜矫正。
  - 对于外斜视控制不佳、50% 以上的时间出现外斜视及恒定性外斜视患者，建议进行斜视手术。

垂直斜视

眼向上或向下偏斜。通常来说，垂直斜视多数指的是上斜视。

- 下斜肌作用过强。
  - 内收时过度抬高最显著。
  - 通常与婴儿斜视（内斜视或外斜视）有关。
- 滑车神经麻痹。
  - 病因：先天性或获得性（创伤、糖尿病、肿物影响）。
  - 临床特征：向患眼同侧歪头或对侧眼注视时上斜视加重。这些特征是 Parks-Bielschowsky 三步检查法的基础，有助于诊断单侧上斜眼 [11]。
  - 患者常采用代偿性头位，即向健眼侧倾斜，因为这样可以使垂直性复视的感受最小化。
  - 治疗：如果有明显的头位倾斜、原位注视时严重的上斜视或存在复视，则需要行斜视手术。
- 分离性垂直斜视（DVD）。
  - 婴儿斜视，与双眼早期发育异常有关。
  - 临床特征：非注视眼间歇性向上、向外漂移，当另一只眼被遮挡，非注视眼向下转动时，眼球向内转。
  - 另一只眼没有向相反方向重新注视，由此违反了 Hering 定律。
  - Hering 定律是指眼外肌接受两侧等量的神经支配，使两眼运动协调一致（保持共轭注视）。
  - 治疗：治疗弱视，并优化眼镜矫正。
  - 如果 DVD 导致上斜视幅度或频率明显增加，建议进行斜视手术。

斜视的手术方式

- 虽然一些斜视患者可以采取保守治疗，但大多数斜视患者需要行手术矫正。
- 斜视手术可以：改善视功能，恢复双眼融合和立体视觉，缓解视疲劳，改善外观，扩大双眼视野。
- 儿童斜视手术需要在全身麻醉下进行。
- 眼位矫正可以通过减弱负责眼偏斜肌肉的作用或加强对抗眼偏斜肌肉的作用来实现。为了矫正大的斜视，可能需要调整多条肌肉。

手术方式的种类

减弱手术

- 后徙术：将一条肌肉从眼球的附着点分离，并在手术设计缝合点的位置将其重新附着于巩膜上（图8.4）。
- 肌切开术：横向切开肌肉的一部分（用于下斜肌）。
- 肌切除术：完全切除肌肉（用于下斜肌）。
- 肌腱切断术：横向切断部分肌腱（用于上斜肌）。

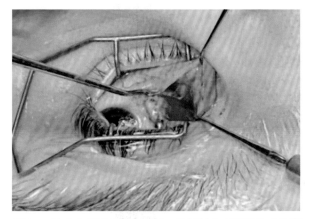

图 8.4 手术中分离左眼内直肌，为通过内直肌后徙术治疗内斜视做准备

加强手术

- 切除术：切除一段肌肉，并将断端重新缝合固定在肌肉附着点。这缩短了肌腹，并增强了它的作用。
- 折叠术：将一段肌肉折叠起来并缝合，在不破坏附着部位的情况下缩短肌肉。

其他手术

- 移位术：将一条肌肉切断并将其重新附着在邻近麻痹肌插入点附近的巩膜上，以改善此方向的运动。

示例

- 内斜视的治疗。根据手术医生的偏好和向内偏斜的具体情况，可以采用多种方法进行矫正。

  - 双侧内直肌后徙术：左、右眼内直肌后徙，减弱双眼内收力。

  - 单侧后徙和切除术：通常选择非注视眼进行手术。内直肌后徙、外直肌切除，使眼外转，改善眼位。

- 外斜视的治疗，可采用双侧外直肌后徙术或单侧内直肌切除和外直肌后徙术。

- 对于小角度的斜视，可以对单条肌肉进行手术，例如在治疗小角度内斜视时可采用单侧内直肌后徙术。

- 垂直斜视和扭转斜视需要更复杂的手术计划，因为在这些情况下，斜肌对眼位有更显著的贡献。这些更复杂的手术治疗超出了本文的范围，但是关于眼外肌解剖和作用的更多讨论可以在解剖学概论和神经眼科学章节中复习。

参考文献

1. McKean-Cowdin R, Cotter SA, Tarczy-Hornoch K, Wen G, Kim J, Borchert M, Varma R, Multi-Ethnic Pediatric Eye Disease Study Group. Prevalence of amblyopia or strabismus in Asian and non-Hispanic white preschool children: multi-ethnic pediatric eye disease study. Ophthalmology. 2013;120(10):2117–24.

2. Multi-ethnic Pediatric Eye Disease Study Group. Prevalence of amblyopia and strabismus in African American and Hispanic children ages 6–72 months the multi-ethnic pediatric eye disease study. Ophthalmology. 2008;115(7):1229–36.

3. Blair K, Cibis G, Gulani AC. Amblyopia. Treasure Island (FL): StatPearls Publishing; 2022.

4. Writing Committee for the Pediatric Eye Disease Investigator Group, Cotter SA, Foster NC, Holmes JM, Melia BM, Wallace DK, Repka MX, Tamkins SM, Kraker RT, Beck RW, Hoover DL, Crouch ER 3rd, Miller AM, Morse CL, Suh DW. Optical treatment of strabismic and combined strabismic-anisometropic amblyopia. Ophthalmology. 2012;119(1):150–8.

5. Repka MX, Beck RW, Holmes JM, Birch EE, Chandler DL, Cotter SA, Hertle RW, Kraker RT, Moke PS, Quinn GE, Scheiman MM, Pediatric Eye Disease Investigator Group. A randomized trial of patching regimens for treatment of moderate amblyopia in children. Arch Ophthalmol. 2003;121(5):603–11.

6. Holmes JM, Kraker RT, Beck RW, Birch EE, Cotter SA, Everett DF, Hertle RW, Quinn GE, Repka MX, Scheiman MM, Wallace DK, Pediatric Eye Disease Investigator Group. A randomized trial of prescribed patching regimens for treatment of severe amblyopia in children. Ophthalmology.

2003;110(11):2075–87.

7. Repka MX, Yu F, Coleman A. Strabismus among aged fee-for-service Medicare benefciaries. J AAPOS. 2012;16(6):495–500.

8. Pediatric Eye Disease Investigator Group. The clinical spectrum of early-onset esotropia: experience of the congenital Esotropia observational study. Am J Ophthalmol. 2002;133(1):102–8.

9. Lueder GT, Galli M. Infantile exotropia and developmental delay. J Pediatr Ophthalmol Strabismus. 2018;55(4):225–8.

10. Burian HM. Exodeviations: their classification, diagnosis and treatment. Am J Ophthalmol. 1966;62(6):1161–6.

11. Bielschowsky A. Lecture on motor anomalies of the eyes: II. Paralysis of individual eye muscles. Arch Ophthalmol. 1935;13:33–59.

Alberto Distefano, Lindsay Rothfield, and Jia Xu

第九章
神经眼科学

视觉通路

对光和视觉刺激的感知是通过电化学脉冲沿以下结构从视网膜传输到视皮质的（图 9.1）。了解这些通路的解剖结构可以对引起视野缺损的病变进行定位。

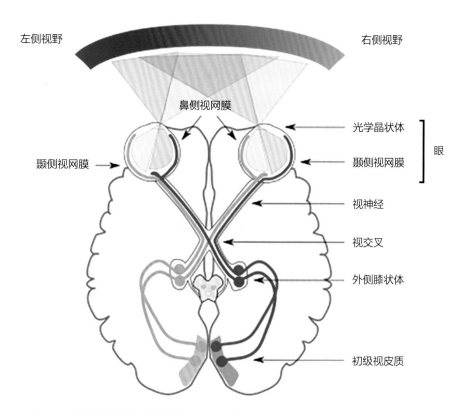

图 9.1 视觉通路的解剖排列展示左右视野的交叉

视网膜

- 视网膜神经纤维由起源于内层视网膜的神经节细胞的轴突组成。
- 从鼻侧起源的视网膜神经纤维传输来自颞侧视野的视觉信息，而从颞侧起源的视网膜神经纤维传输来自鼻侧视野的信息。

视神经

- 每条视神经代表着 77 万～ 170 万个神经纤维的集合，这些神经纤维从眼球后部穿过眼眶进入颅内 [1, 2]。
- 视神经容易受到缺血和毒性损伤（视神经病变）以及炎症（视神经炎）的损害。

视交叉

- 左右侧的视神经在视交叉处汇合，视交叉位于颅内蝶鞍上方、脑垂体下方、下丘脑和第三脑室前方。
  - 视交叉受压通常会引起双眼颞侧视野丧失（双颞侧偏盲）。
- 每条视神经的鼻侧纤维在视交叉处交叉，与对侧神经的颞侧纤维汇合，形成左右视束。
  - 视交叉后方的单侧视路损伤会导致对称的双侧（同侧偏盲）视野缺损 [1, 2]。

视束

- 每个视束都是由起源于同侧颞侧视网膜和对侧鼻侧视网膜的轴突组成的通道。
  - 由于这种解剖结构，右侧视束携带负责左侧视野的纤维，反之亦然。
  - 右侧视束病变会导致双眼左侧视野丧失（同侧偏盲）。
- 一部分负责传入瞳孔反射的轴突离开视束，从视觉通路中分离出来，进入顶盖前核和 Edinger-Westphal 核。
- 视束的轴突在中脑外侧膝状体核中形成突触。

视放射

- 外侧膝状体核细胞体的轴突到达枕叶和视皮质，形成视放射。

- 每个视放射分为下部（穿过颞叶）和上部（穿过顶叶）。
  - 右侧上部视放射损伤会引起双眼左下象限视力丧失（下象限盲），而左侧下部视放射损伤可导致双眼右上象限视力丧失[1, 2]。

视皮质

- 视皮质是枕叶的一个区域，负责视觉信息的初始处理。信息从初级视皮质传递到多个其他皮质区域，以进行更高级别的视觉刺激处理。
  - 视皮质损伤可能导致中心暗点或象限盲[1, 2]。

传入瞳孔通路

瞳孔收缩和扩大分别是对视网膜光照水平增加或减少的反应。这种反应不依赖于对光的有意识感知，并且负责的通路在解剖学上与先前描述的视觉通路有很大程度的不同。由于视路是交叉的，正常的瞳孔反应是双侧一致的（单侧光照双侧同时扩大或收缩）。

- 传入瞳孔通路：视网膜→视神经→视交叉→视束→顶盖前核（突触）→ Edinger-Westphal 核（突触）（图 9.2）。
  - 该通路在视交叉和顶盖前核处交叉两次[1, 2]。

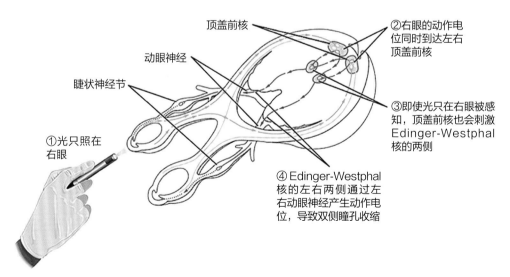

图 9.2　传入性瞳孔反应的解剖。单侧光刺激引起双侧瞳孔收缩，这是由于顶盖前核的交叉作用触发了 Edinger-Westphal 核双侧的副交感神经元

- 相对性传入性瞳孔缺损（rAPD）是指单侧照射一侧眼比单侧照射对侧眼，对光的反应更强烈（更强的收缩）。右眼 rAPD 表明当光线照射到右眼时，左右瞳孔的收缩程度比光线照射到左眼时要小。
  - rAPD 的出现通常表明存在视神经病变；单侧照射是一种非常有用的临床试验，可鉴别视神经相关的视力丧失。

传出瞳孔通路

瞳孔大小由交感神经支配的瞳孔开大肌和副交感神经支配的瞳孔括约肌决定。这些肌肉的激活通常是由视网膜的照明水平和传入瞳孔通路的传输水平决定的。全身和局部药物可以绕过传出瞳孔通路影响瞳孔大小而不受环境光照水平的影响。

副交感神经通路

- 副交感神经通路负责光照增加而虹膜收缩的反应。在功能上，它代表了传入瞳孔通路的延续。
- 副交感神经通路：Edinger-Westphal 核→动眼神经→睫状神经节（突触）→睫状短神经→虹膜括约肌（图 9.2）[1, 2]。

交感神经通路

- 交感神经通路负责虹膜的扩张，当肾上腺素水平升高时瞳孔扩大（"战或逃"反应），不同于视觉通路和传入瞳孔通路。
- 交感神经通路是一种不交叉（非交叉）的三级神经元通路。通路上任何层面的病变均可导致瞳孔不等大，并可通过详细的临床测试进行定位（图 9.3）。
  - 第一级神经元从下丘脑的细胞体发出，到 Budge 睫状脊髓中心形成突触（C8 ～ T2 脊髓节段）。
  - 第二级神经元从 Budge 睫状脊髓中心发出，沿着肺尖走行至颈动脉分叉处的颈上神经节形成突触。
  - 第三级神经元（又名"神经节后"神经元）从颈上神经节发出，穿过海绵窦进入眶内，与睫状长神经一起支配虹膜开大肌。

- 除了虹膜开大肌，这些交感神经纤维还支配上眼睑的 Müller 肌，占 Horner 综合征三种典型表现中的两种（同侧瞳孔缩小和上睑下垂；其他纤维负责无汗症的表现）[1, 2]。

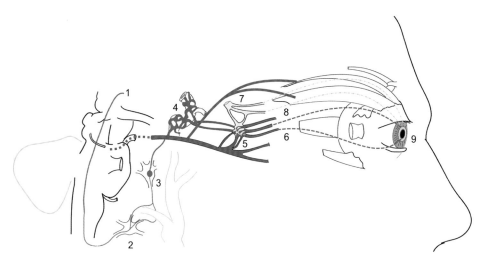

图 9.3　从下丘脑到同侧瞳孔的交感神经通路的一、二、三级神经元的路线示意图。1—下丘脑交感中枢；2—脊髓交感中枢；3—颈上交感神经节；4—颈内动脉交感神经丛；5—睫状神经节；6—睫状短神经；7—动眼神经；8—睫状长神经；9—瞳孔

瞳孔不等大

瞳孔不等大是一种常见的临床表现，病因多种多样。因此，对瞳孔检查结果的解读极为重要。

- 瞳孔不等大被定义为瞳孔大小的不同，当相差大于 1 mm 时被认为是病理性的。
- 如果没有额外的信息，就不能确定较大的瞳孔（瞳孔散大）或者较小的瞳孔（瞳孔缩小）是异常的。仔细检查两侧瞳孔对光的反应，在某些情况下可进行药物试验，以确定哪一侧是病理性的以及可能的潜在病因（图9.4）。
  - 明亮光线下瞳孔不等大比昏暗光线下瞳孔不等大更显著表明散大的瞳孔收缩失败和副交感神经通路病变。
  - 昏暗光线下瞳孔不等大比明亮光线下瞳孔不等大更显著表明缩小的瞳孔散大失败和交感神经通路病变[3]。

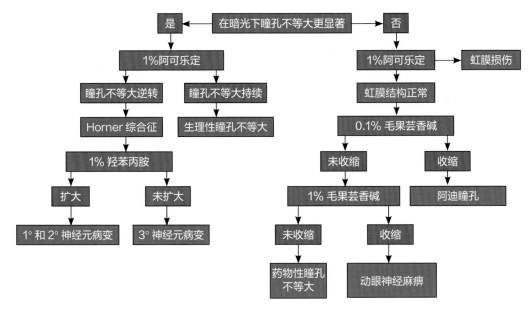

图 9.4 瞳孔不等大的评估方法和几种临床上的重要诊断考虑

运动通路

第 Ⅲ 对脑神经（动眼神经）

第 Ⅲ 对脑神经（CN Ⅲ）是一对复杂的、多功能的神经，负责眼球和眼周多个肌肉的运动功能。下面将重点介绍该神经的主要功能及其临床意义。

- CN Ⅲ 起源于中脑的动眼神经核，副交感神经来自 Edinger-Westphal 核。
  - 它的运动元轴突排列在神经中心，而副交感神经轴突分布在周边。

CN Ⅲ 支配以下肌肉

- 上直肌：眼球抬高。
- 下直肌：眼球向下。
- 内直肌：眼球内收。
- 下斜肌：眼球外旋（当沿前后轴观察时，眼球的 12 点位置向颞侧旋转）。
- 上睑提肌：抬高上眼睑。
- 虹膜括约肌：瞳孔收缩[4]。

CN Ⅲ麻痹

- 功能完全丧失（完全性 CN Ⅲ麻痹）可导致同侧：
  - "向下和向外"的眼位（由于外直肌和上斜肌的残存功能，眼球下转和外展）。
  - 上睑下垂。
  - 瞳孔散大。
- 部分 CN Ⅲ麻痹可能影响神经的任何功能，但一个关键的区别是瞳孔的功能。
  - 瞳孔受累（受累瞳孔散大）。
    - 可能危及生命的急症。
    - 分布在周边的副交感神经纤维的损伤提示压迫性病变，如后交通动脉的动脉瘤。
    - 需要通过神经影像学和 CT 或 MRI 进行紧急评估。
  - 瞳孔不受累。
    - 最常见的原因是微血管缺血损伤累及 CN Ⅲ，尤其是具有血管风险因素的老年人。
    - 罕见情况下，压迫性病变可表现为瞳孔不受累的 CN Ⅲ麻痹。
    - 需要密切随访，但许多病例无须干预即可解决。
- 病因。
  - 缺血（最常见的原因是糖尿病或高血压）。
  - 外伤。
  - 肿块作用（肿瘤、动脉瘤或出血）。
  - 先天性。
  - 炎性。
  - 特发性[5]。

第Ⅳ对脑神经（滑车神经）

第Ⅳ对脑神经（CN Ⅳ）是一对小而脆弱的神经，在颅内有一段较长的路径，容易受到外伤的影响。

- 起源于神经纤维交叉前的中脑核，从脑干背侧穿出。
- 进入海绵窦并向外侧走行，直到通过眶上裂（在 Zinn 环的外上方）进入眶内，支配上斜肌。

■ 它的唯一功能是支配上斜肌，主要作用是使眼球内旋（次要作用是使眼球下转和外转）[6]。

CN Ⅳ麻痹

■ 通常，CN Ⅳ麻痹表现为垂直复视，检查可显示受累眼上斜视。

- 复视通常在对侧眼注视或同侧头位倾斜时更严重。

■ 病因。

- 先天性。
  - 幼儿时连续的照片显示头位倾斜逐渐加重或检查时出现大的垂直融合，可与急性麻痹相鉴别。
- 缺血。
- 外伤。
  - 常可表现为双侧受累。
- 肿块作用。
- 特发性。

■ 诊断。

- 对侧眼注视或向患眼同侧歪头，患眼的上斜视加重。
- 垂直融合幅度加大。
- 高血压和糖尿病患者需要评估微血管危险因素。
- 如果伴有其他脑神经或神经系统表现，则采用头颅 MRI 进行神经影像学检查。

■ 治疗。

- 治疗潜在疾病。
- 使用遮盖贴或棱镜缓解复视症状。
- 如果 6 个月后测量结果持续稳定，可考虑行斜视手术 [3, 6]。

上斜肌痉挛

■ 原因不明的上斜肌痉挛。

■ 可能与干眼、压力、咖啡因、酒精和疲劳有关。

■ 偶尔会引起上斜肌无力。

- 临床诊断 [3]。

第Ⅵ对脑神经（外展神经）

第Ⅵ对脑神经（CN Ⅵ）具有第二长的颅内行径，支配同侧外直肌，使眼球外转。它还通过内侧纵束（MLF）影响对侧内直肌的功能。

- CN Ⅵ起源于脑桥背侧尾部，并在脑桥延髓交界处穿出脑干，然后穿过颅内间隙进入海绵窦。
  - 来自 CN Ⅵ核的轴突相互交叉并驱动对侧的 CN Ⅲ核，以协调同侧眼外直肌与对侧眼内直肌同时收缩，促进共同的外侧注视（例如，右眼外转的同时左眼内转）[7]。

CN Ⅵ麻痹

- 表现为受累眼的水平复视和外转不足。
- 病因。
  - 缺血。
    - 最常见的原因。
    - 继发于微血管疾病（如糖尿病、高血压）。
    - 神经功能一般在 6 个月内恢复。
  - 先天性。
  - 外伤。
  - 压迫。
  - 颅内压增高。
  - 感染。
  - 脱髓鞘综合征。
  - 特发性。
- 诊断。
  - 受累眼外转时内斜视加重。
  - 获取血压和糖化血红蛋白值，以评估微血管风险因素。
  - 如果伴有其他脑神经或神经系统表现，则采用头颅 MRI 进行神经影像学检查。
    - 即使没有其他发现，儿童也可能需要全面检查，因为在出现眼球内转不足的情况下，颅内恶性肿瘤的可能性较大。

- ■ 治疗。
  - ● 治疗潜在疾病。
  - ● 使用遮盖贴或棱镜缓解复视症状。
  - ● 如果 6 个月后测量结果持续稳定，可以考虑行斜视手术 [3, 7]。

核间性眼肌麻痹

- ■ 由患眼同侧内收受损和眼球震颤伴外展组成的临床综合征。
  - ● 由内侧纵束（将信息从 CN Ⅵ核传递到对侧 CN Ⅲ核）损伤引起。
  - ● 常见于脱髓鞘疾病，如多发性硬化 [8]。

海绵窦综合征

海绵窦是脑垂体两侧的硬脑膜静脉窦，包含许多重要结构，是眶静脉引流的关键部位。识别海绵窦疾病至关重要，因为它可能会危及视力或生命。

- ■ 解剖学。
  - ● 位于靠近颞叶的蝶骨的两侧。
  - ● 包含许多重要结构。
    - ○ 运动神经：CN Ⅲ、CN Ⅳ、CN Ⅵ。
    - ○ 感觉神经：CN Ⅴ1、CN Ⅴ2。
    - ○ 颈动脉。
    - ○ 三级交感神经。
  - ● 值得注意的是，视神经（CN Ⅱ）不通过海绵窦。
- ■ 临床表现提示的病理改变。
  - ● 全部或部分眼肌麻痹，累及 CN Ⅲ、CN Ⅳ和 CN Ⅵ的麻痹。
  - ● 因 CN Ⅴ1 和 CN Ⅴ2 受累而引起的面部感觉丧失。
  - ● 由交感神经丛受累而引起的 Horner 综合征。
  - ● 由静脉回流障碍而引起的眼球突出和结膜水肿。
- ■ 病因。
  - ● 动静脉（AV）瘘。
    - ○ 颈动脉与周围静脉丛之间的血流异常沟通，引起静脉压升高和眼眶引流受损。

- 海绵窦血栓形成。
- 感染。
- 肿瘤。
  - 诊断。
    - 全血细胞计数（CBC）、血培养。
    - 神经影像学检查：MRI 或磁共振静脉血管成像（MRV）。
  - 治疗。
    - 取决于病因。
      - 动静脉瘘可能需要紧急行神经外科干预。
      - 感染需要使用广谱抗生素 [2, 3]。

视盘水肿

视盘水肿是一种以视盘肿胀为特征的威胁视力的疾病。病因多种多样，详细的病史和体格检查是必要的，以确定下一步措施。

- 临床表现。
  - 症状：头痛、恶心、呕吐、短暂性视障（持续数秒的视物发黑）、眼动疼痛。
  - 体征：视力下降、色觉减退、rAPD、生理盲点扩大。
- 检查发现：视盘充血、视盘出血、视网膜神经纤维层混浊、视网膜血管阻塞（图 9.5）。
- 病因。
  - 颅内压增高（真性视盘水肿）。
  - 玻璃膜疣 / 解剖变异（假性视盘水肿）。
  - 视神经炎。
    - 多发性硬化、视神经脊髓炎、梅毒、巴尔通体病、莱姆病、结核病。
  - 缺血性视神经病变。
    - 动脉炎（巨细胞型动脉炎）。
    - 非动脉炎——血管病变常见于有缺血性危险因素（如吸烟、高血压、糖尿病）和"危险视盘"（杯盘比＜0.1）的患者。
  - 机械性压迫。

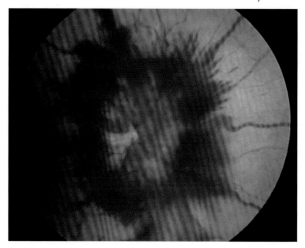

图 9.5　眼底照片显示严重的视盘水肿（Frisen 5 级）并伴有广泛的周围出血

- 遗传性（Leber 遗传性视神经病变）。
- 毒性或营养性视神经病变。
- 诊断。
  - 眼科检查：眼底照片、自动视野检查、光学相干断层扫描（OCT）。
  - 实验室检查：全血细胞计数（CBC）、红细胞沉降率（ESR）/ C 反应蛋白（CRP）、抗髓鞘少突胶质细胞糖蛋白（MOG）抗体、水通道蛋白－4 抗体、感染性血清学。
  - 影像学。
    - 有和无脂肪抑制的脑及眼眶 MRI 检查。
    - 脂肪抑制可以评估视神经的眶内部分，否则会被来自眶内脂肪的强信号掩盖。
  - 操作步骤。
    - 在获得神经影像学检查后，在适当的情况下考虑腰椎穿刺。
    - 如果怀疑巨细胞性动脉炎，可以考虑行颞动脉活检。
- 治疗。
  - 颅内压增高：减重、乙酰唑胺、托吡酯、视神经鞘分离术、静脉窦支架植入术、脑室－腹腔分流术。
  - 视神经炎：静脉注射类固醇。

- 口服类固醇是禁忌。类固醇治疗可以加速恢复，但不能改善预后或预防复发。
  - 巨细胞动脉炎：大剂量口服类固醇，可与托珠单抗合用。
  - 血管病变：优化血压和胆固醇管理，避免使用西地那非 [9]。

参考文献

1. Armstrong RA, Cubbidge RC. Chapter 1: The eye and vision: an overview. In: Preedy VR, Watson RR, editors. Handbook of nutrition, diet, and the eye. 2nd ed. Cambridge: Academic Press; 2019. p. 3–14.

2. Bhatti MT, Biousse V, Bose S, Danesh-Meyer HV, Falardeau J, Levin LA, Phillips PH, Williams ZR. Section 5: Neuro-ophthalmology. In: 2018–2019 BCSC basic and clinical science course. San Francisco: American Academy of Ophthalmology; 2018.

3. Ehlers JP, Shah C, Fenton G, Hoskins E, Shelsta H. The Wills eye manual: office and emergency room diagnosis and treatment of eye diseases. 5th ed. Baltimore: Lippincott Williams & Wilkins; 2008.

4. Joyce C, Le PH, Peterson DC. Neuroanatomy, cranial nerve 3 (oculomotor). Treasure Island (FL): StatPearls Publishing; 2022.

5. Graham C, Mohseni M. Abducens nerve palsy. Treasure Island (FL): StatPearls Publishing; 2022.

6. Kim SY, Motlagh M, Naqvi IA. Neuroanatomy, cranial nerve 4 (trochlear). Treasure Island (FL): StatPearls Publishing; 2022.

7. Nguyen V, Reddy V, Varacallo M. Neuroanatomy, cranial nerve 6 (abducens). Treasure Island (FL): StatPearls Publishing; 2022.

8. Virgo JD, Plant GT. Internuclear ophthalmoplegia. Pract Neurol. 2017;17(2):149–53.

9. Rigi M, Almarzouqi SJ, Morgan ML, Lee AG. Papilledema: epidemiology, etiology, and clinical management. Eye Brain. 2015;7:47–57.

第十章
急 诊

N. Maxwell Scoville, Alexandra Van Brummen, Samuel Kushner-Lenhoff, and Nicole R. Mattson

外伤

眼眶和眼球结构的外伤在面部外伤患者中很常见[1]。这些创伤性损伤可能会影响视力，因此需要仔细评估，以最大限度地获得保存或恢复视力的机会。

病史采集

- 这些患者可能呈现不同的状态，从有意识和完全清醒到插管和镇静。
- 获取详细病史，包括创伤的时间和机制。
- 与患者和其他可能的目击者交谈，同时查阅电子体检记录。
- 一个全面的病史将为评估（包括体格检查和诊断检查）提供相关信息。例如，如果有高速抛射损伤史，应考虑眼眶、眼球或颅骨的穿通伤。

体格检查

- 先评估外部结构，如眼睑和眶周软组织，然后向内检查眼部结构，如结膜、巩膜、虹膜和眼内介质。
- 如果眶周组织肿胀，难以检查眼球，则可以使用 Desmarres 开睑器撑开眼睑并暴露眼球。方法：将大小合适的开睑器钩在眼睑之下撑开，使力的主要方向与通过眼的冠状面垂直——这将避免对眼球施加不必要的压力。眼球一旦暴露，继续仔细评估眼部结构。

辅助检查 [2]

- 大多数有严重面部外伤的患者都应该进行 CT 扫描。
  - 需要做眼眶 CT 薄片扫描（0.5 ～ 1 mm），以更好地描述骨折类型或确定小的异物。
- 超声也可以帮助评估眼球，并识别视网膜脱离或玻璃体积血等情况，但只有在排除开放性眼球外伤后才能进行。

诊断 [2-5]

- 眶骨折：骨性眼眶分为眶顶、眶底、外侧壁和内侧壁。每个部分都由不止一块骨骼组成——任何一块骨骼都可能在受伤期间骨折。除了骨性眼眶骨折外，其他的眼眶组织也会受到损伤，包括眼外肌、神经和血管。眶骨折患者通常伴有疼痛和明显的眶周肿胀，但也可能眼科评估正常。如果没有并发症的发生，眶骨折可以保守处理，例如通过冰敷减轻肿胀和减少鼻窦漏的发生。如果患者出现以下并发症，可能需要手术干预。
  - 眼外肌陷入：如果患者受伤眼在受累肌肉作用力相反的方向上表现出眼球运动受限（例如，如果下直肌陷入，则眼球上转受限），则需要拟诊。患者还可能出现复视、眼球运动伴剧烈疼痛，甚至由于眼心反射，眼球运动会引起恶心和心动过缓。
  - 眼外肌撕脱：如果患者受伤眼在受累肌肉作用力方向上表现出眼球运动受限（例如，如果内直肌撕脱，则眼球内转受限），则需要拟诊。
  - 外伤性视神经病变：如果患者表现出与 rAPD 相关的视力丧失，则需要拟诊。
  - 眶尖综合征：这是由球后病变（通常是出血）引起的，由于眼眶内压力升高引起视神经缺血而导致快速视力丧失。如果 CT 显示球后病变，眼球突出，并且眼压升高，则需要拟诊。在这种情况下，行外眦切开术和下眦松解术可以减轻眶压。在极端情况下，也可能需要行上眦切开术。
- 眼睑裂伤：注意伤口长度、深度、是否存在污染、是否累及眼睑关键结构[如睑缘或泪小管系统（如果在泪点内侧）]、是否侵犯眶隔（如果有眶脂肪脱垂，则怀疑）。轻轻地将探针插入泪小管，如果可以观察到暴露在损伤部位的探针，就可以确认泪小管系统受累。修复前，用生理盐水和必妥碘清洗伤口。许多裂伤可以在床旁修复，但如果复杂，可能需要在手术室修复。修复后，患者应局部使用含有抗生素的眼膏，并在愈合期间保持伤口清洁。通常不需要预防性口服抗生素，但如果伤口被污染或裂伤延伸至眼眶，则可以开具抗生素处方。

- 单纯性和浅表性裂伤：使用组织胶或可吸收缝线使伤口对合。
- 深度裂伤：在按上述方法对合皮肤前，先进行深缝合使深部组织对合（如果眶隔被累及，避免将其缝入）。
- 累及睑缘的裂伤：在按上述方法对合深层组织和浅层组织前，睑缘需行 1 ~ 2 次垂直褥式缝合。
- 累及泪小管的裂伤：在裂伤修复之前可能需要放置支架，以在愈合期间维持泪小管系统的通畅。

■ 开放性眼球外伤：定义为眼球壁 [巩膜和（或）角膜] 的完整性受到破坏的损伤。如果眼球出现软缩，或难以辨认眼部结构，或有严重的出血，则可以诊断开放性眼球外伤。与开放性眼球外伤相关的一个特殊体征是 Seidel 征，房水从眼内流出称为 Seidel 征阳性。用荧光素条染色眼球后，疑似裂伤区域在钴蓝光下可见溪流状房水流出（图 10.1）。CT 成像可显示不规则的眼球轮廓或眼内积血。如果怀疑为开放性眼球外伤，要在 24 小时内进行手术探查和修复。确保患者最快接受破伤风注射治疗，在眼前

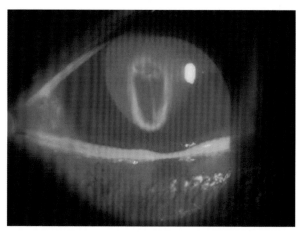

图 10.1　Seidel 征：用荧光素条接触角膜后，房水从前房漏出，可见清晰的荧光素的边界（© 2022 American Academy of Ophthalmology）

贴一个坚硬的眼罩（固定在前额和面颊上部）以保护眼球免受进一步损伤，直到可以进行手术。给予静脉注射抗生素（通常是莫西沙星或万古霉素和头孢他啶）。

■ 闭合性眼球外伤：即使没有开放性眼球外伤，眼内结构仍可能受到严重损伤。患者可能出现视觉变化，表现为视力下降、光敏感度下降和眼痛。以下是闭合性眼球外伤一些具体情况的描述。

● 外伤性前房积血：如果患者前房出现血液，则拟诊。注意测量眼压，因为它可能会升高。局部使用类固醇和睫状肌麻痹剂来降低眼压、稳定虹膜，使再出血的风险最小化。建议患者避免进行对眼施加压力或干扰凝固血块的活动，并用坚硬的眼罩屏障保护眼。如有可能，应避免使用抗血小板和抗凝血药（图 10.2）。

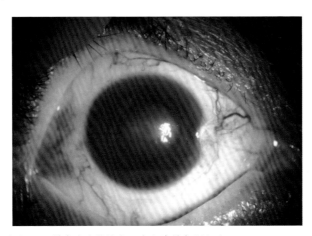

图 10.2 前房内血液聚积，定义为前房积血（© 2022 American Academy of Ophthalmology）

● 外伤性虹膜损伤：如果患者出现瞳孔反应不良，则需要拟诊。瞳孔可能是散大的、缩小的或形状不规则的（瞳孔异位）。可发生虹膜根部离断（周边虹膜从眼球壁离断），前房积血也很常见。

● 外伤性虹膜炎：在眼或眼眶钝挫性外伤后 24 小时内出现疼痛和光敏感的患者可怀疑。通常有前房细胞和巩膜充血，并伴有瞳孔散大或缩小。常局部使用类固醇和睫状肌麻痹剂来处理。

● 角膜擦伤：患者通常表现为疼痛、畏光、流泪。角膜上离散的荧光素染色区域是诊断性的。常局部使用抗生素和润滑剂（如红霉素眼膏）

来处理。局部使用睫状肌麻痹剂也有助于控制疼痛。

- 角膜异物：患者的表现与角膜擦伤相似，但经检查发现有异物。应始终考虑眼内异物的可能性，并排除开放性眼球外伤。浅表异物可以用 30 G 针头去除。一旦去除，患者的处理方式与角膜擦伤类似。

- 化学伤：患者表现为疼痛、充血，有时还会对角膜、结膜和附属器造成严重损害。虽然在化学损伤后眼通常会有明显的充血，但是非常严重的损伤由于结膜血管的破坏和眼球表面的漂白，可能没有出现充血症状。碱性制剂比酸性制剂更具破坏性，但无论何种制剂，首要任务都是用生理盐水冲洗，直到眼表 pH 达到生理水平（7～7.5）。达到生理 pH 后，患者可局部使用抗生素、润滑剂、类固醇和睫状肌麻痹剂来处理。眼压可能升高，需要局部使用降眼压滴眼液。角膜和（或）结膜严重损伤的患者可能需要放置羊膜。

- 眼后段病变：患者通常会出现飞蚊症、视物模糊、视力下降或闪光感。应紧急行散瞳眼底检查，以排除外伤性白内障、玻璃体积血、视网膜脱离、脉络膜破裂和其他可能的损伤。

蜂窝织炎 [3]

眶周和（或）眶组织出现炎症是患者到眼科急诊室就诊的常见原因。炎症最常见的原因是细菌感染，但也可能是病毒或真菌感染，或在更罕见的情况下，是由自身免疫性疾病、恶性肿瘤或异物引起。眶周和眶的软组织由多层组成，从表层到深层依次排列的是皮肤、眼轮匝肌和眶隔。眶隔深处是眶本身，主要由脂肪和眼外肌组成。局限于表层到眶隔的炎症定义为眶隔前蜂窝织炎，而穿透眶隔的炎症则定义为眶蜂窝织炎。鉴别炎症在眶隔前还是在眶内非常重要，因为这两种炎症的处理方法不同。影像学检查，最常用的是眼眶 CT 增强扫描，有助于确定眶隔后炎症的变化。

诊断

眶蜂窝织炎：眶蜂窝织炎（图 10.3）是指感染或炎症向眶隔深处扩散。因此，眶组织如脂肪、眼外肌、眼球和视神经可能会发炎。这些患者将表现出"眶体征"，包括眼球运动受限和眼动疼痛等。如果严重，患者可能表现出色觉减退、视力下降、高眼压和 rAPD。眶蜂窝织炎通常是由鼻窦炎的扩散引起的。其他病因包括眶隔前蜂窝织炎、泪囊炎、泪腺炎、口腔感染、直接创伤及较少见的血源性传播。处理包括早期行血液培养、全血细胞计数和代谢相关检查。如果考虑坏死性筋膜炎，可测定红细胞沉降率和C反应蛋白水平。需要入院监测并静脉注射广谱抗生素。随着患者临床状况的改善或者特定病原体的确定，抗生素的使用范围会缩窄。如果出现眶或骨膜下脓肿，或者有证据表明视神经受损（如传入性瞳孔缺损、视力下降），可能需要手术干预。如果眼压急剧升高，患者可能需要紧急行外眦切开和松解术。视神经受损常表明预后不良。

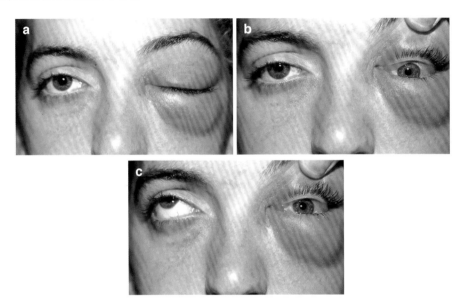

图 10.3 眶蜂窝织炎。a. 眶周肿胀。b. 球结膜水肿，第一眼位注视眼向下移位。c. 上转受限（© 2022 American Academy of Ophthalmology）

- 眶隔前蜂窝织炎：眶隔前蜂窝织炎往往表现为眶周水肿和皮肤红斑，但从定义上来说不累及眶隔后组织。患者表现出正常的视力、色觉、眼球运动和瞳孔反应。在大多数病例中，球结膜水肿和充血症状较轻微。眶隔前蜂窝织炎通常对抗生素治疗反应迅速，对于确诊患者，口服抗生素通常就足够了。如果口服抗生素症状没有改善，可以考虑静脉注射抗生素。如果出现脓肿，需要切开和引流，这通常会加速恢复。幼儿和婴儿需要密切观察并尽可能入院治疗，因为这个年龄段由于眶隔发育不全而进展为眶蜂窝织炎的风险较高。本病通常预后良好，但如果发生眶蜂窝织炎，预后可能不良。

■ 坏死性筋膜炎：高毒力病原体，如链球菌和耐甲氧西林金黄色葡萄球菌
（MRSA）可导致眶隔前组织和眶组织的坏死性软组织感染。这些病例需
要使用广谱抗生素，并紧急行手术以清除坏死组织。眶周坏死性筋膜炎的
预后略好于其他区域的类似感染，但仍然是一种危及视力和生命的疾病，
需要迅速识别和干预。

高眼压 [6]

眼压是眼的一个重要体征。应始终将其作为眼科急诊评估的一项检查来测量。
高于 21 mmHg 被认为是眼压升高，尽管这种压力不一定会威胁视力。眼压严重升
高的患者通常表现为眼痛、眼红，并且由于视神经病变或角膜水肿而视力下降。眼
压升高的诊断很多，通过全面的眼科检查确定病因非常重要。以下列出了急性眼压
升高的常见病因。

诊断

■ 急性房角关闭：当周边虹膜和角膜贴合，阻止液体流经小梁网时，会发生
急性房角关闭。房水不能经瞳孔向前流动，导致虹膜后房水积聚，从而推
动虹膜向前关闭房角，引起眼压急剧升高。这些变化可能发生在晶状体
增大（即白内障）、小眼球，或二者同时存在的情况下。不太常见的急
性房角关闭的原因包括外伤性晶状体脱位和药物副作用（如托吡酯）。

■ 慢性闭角型青光眼：随着时间的推移，慢性闭角型青光眼患者的虹膜和小
梁网之间会积累瘢痕组织，这通常是由于虹膜在小梁网附近慢性附着。另
外，瘢痕组织也可能继发于眼内炎症（即葡萄膜炎）、外伤或者术后改变。
与急性房角关闭类似，眼内液体无法从眼内排出，导致眼压升高。

■ 新生血管性青光眼：当眼组织缺血导致小梁网区域虹膜血管网络形成时，
就会发展为新生血管性青光眼。这个过程可能会导致出血、炎症和瘢痕形
成，最终阻塞小梁网。新生血管性青光眼患者通常伴有其他明显的缺血性
并发症，如糖尿病、高血压、高脂血症或全身性血管疾病。

■ 葡萄膜炎：由于小梁网的炎症，某些形式的前葡萄膜炎会引起继发性高
眼压。

■ 前房积血：见本章"外伤"。

- 眶尖综合征：见本章"外伤"。

治疗

- 确定眼压升高的潜在病因至关重要。
- 药物治疗是主要手段。局部（噻吗洛尔、多唑胺）、口服（乙酰唑胺）和静脉治疗，可通过减少房水生成以及增加房水流出来降低眼压。渗透剂，如甘油或甘露醇，在快速降低眼压方面也很有用。这些药物必须慎用于高血压、糖尿病或心力衰竭未得到控制的患者。
- 激光周边虹膜切开术（LPI）使用聚焦光线重建房水的跨虹膜流动，适用于因晶状体—虹膜相贴引起瞳孔阻滞而导致高眼压的病例。
- 如果药物或 LPI 未能降低眼压，可能需要手术干预。

预后

- 任何病因引起的眼压升高均可能对视盘造成严重损害，并引起永久性视力障碍。预后取决于压力升高的幅度和持续时间，因此应尽快控制眼压。

红眼 [7-9]

"红眼"是患者前往急诊室和诊所就诊的常见原因。虽然这是一个通俗的术语，但"红眼"指的是眼的任何部位或其周围结构的充血。这些结构包括结膜、巩膜外层和巩膜。虽然病因通常是良性和自限性的，但识别视力是否受影响非常重要。诊断和治疗往往取决于检查以及对充血具体位置的准确识别。

解剖学

- 从根本上讲，"红眼"是表层血管充血的结果，使覆盖组织呈现红色。
- 这一过程可发生于结膜、巩膜外层、巩膜或附属结构（如眼睑），通常分别称为结膜炎、巩膜外层炎、巩膜炎以及睑腺炎（麦粒肿）/睑板腺囊肿（霰粒肿）/睑缘炎。
- 从血管中渗出的血液从专业上来讲不是充血，但也可能出现红眼。出血通常发生在结膜和巩膜之间的潜在间隙（结膜下出血）。

病史采集

- 从一系列开放式问题开始，让患者有机会表达是什么引起了他们对症状的注意，以及这些症状是如何呈现的。
- 确定症状的严重程度以及之前是否发作过。
- 是否伴随其他症状，如分泌物、畏光、飞蚊症或视力下降。
- 确定相关的眼部病史，如葡萄膜炎或使用隐形眼镜。
- 确定其他相关病史，如风湿病（通常与葡萄膜炎、巩膜炎和巩膜外层炎有关）。

体格检查

- 首先测量视力、眼压及观察瞳孔对光的反应。
- 在不使用裂隙灯的情况下观察眼。这种大体检查最能发现巩膜炎的紫罗兰色，而巩膜炎是一个不能错过的重要诊断。
- 使用裂隙灯活体显微镜进行检查，以进一步识别充血的具体位置。将麻醉剂滴在棉签上，然后尝试轻轻地移动球结膜，同时观察充血组织是否随棉签移位——判断是结膜充血还是巩膜充血。
- 仔细观察分泌物。注意分泌物的性质（黏液化脓性、浆液性）和量。
- 检查角膜是否有水肿、混浊和异物。
- 检查前房，注意前房深度以及是否有自由浮动的碎片、血液、细胞或闪辉。
- 其他检查技术 [7]。
  - 荧光素：荧光素染料可以识别角膜擦伤以及细菌性、病毒性和神经营养性角膜炎中出现的角膜上皮缺损。
  - 表面用 2.5% 苯肾上腺素：这种简单的测试对确定充血的深度非常有帮助。先滴入 2.5% 的苯肾上腺素，然后等待几分钟。苯肾上腺素滴眼液可以改善结膜充血，通常可在 10 ~ 15 分钟内使巩膜外层充血完全消退（独有的特征），而且对巩膜充血影响很小。注意：苯肾上腺素会引起瞳孔散大，并可加重急性闭角型青光眼，因此，如果对此诊断有强烈怀疑，应该避免使用。
  - 表面麻醉剂：患者对表面麻醉滴眼液的反应有助于鉴别刺激性红眼。与角膜擦伤或角膜溃疡相关的不适显著减少，而与巩膜炎或葡萄膜炎相关的不适通常持续存在。

诊断 [7-9]

红眼的诊断是宽泛的，以下是按年患病率递减顺序排列的常见原因。

- 干眼［（10 000～61 000）/100 000人］：患者常出现刺激性症状，并随着润滑剂的使用而改善，检查可发现点状上皮糜烂。可通过改善眼表的润滑性来处理。

- 睑缘炎［（1 800～3 100）/100 000人］：患者可能出现眼睑红斑、眼睑毛细血管扩张或眼睑结痂，甚至眼睑肿胀。

- 结膜炎［（1 100～1 500）/100 000人］：患者表现为结膜充血并伴有分泌物。结膜炎可由以下几种病因引起。

  - 过敏：通常伴有瘙痒、水样分泌物及乳头状结膜反应。处理：局部使用抗组胺药、类固醇，冷敷，改善润滑性。

  - 病毒：通常伴有感冒症状、区域性淋巴结病（如耳前淋巴结病）、水样分泌物和结膜滤泡反应。如果严重，患者可能有假膜和角膜上皮缺损。处理：频繁使用不含防腐剂的人工泪液进行润滑，冷敷。病毒性结膜炎有很强的接触传染性，因此在整个检查过程中应穿戴适当的个人防护装备，并应建议患者与他人隔离、保持手部卫生以防止传播。

  - 细菌：分泌物通常是浓稠化脓性的，并伴有乳头状结膜反应。可以开具局部抗生素处方，但通常不是必需的，因为这种疾病通常是自限性的。一个值得注意的病因是淋球菌性结膜炎，它被描述为高度化脓性，并可伴有急性角膜溃疡。淋球菌性结膜炎的治疗：用生理盐水频繁冲洗眼睛以清除脓性分泌物，局部使用抗生素，并使用头孢曲松全身治疗。性伴侣也应及时筛查。

  - 衣原体：与细菌性结膜炎不同，衣原体结膜炎通常伴有滤泡性结膜反应。处理：使用针对衣原体的全身性抗生素（如阿奇霉素）以及局部抗生素。应排除与淋病合并感染。

- 巩膜外层炎（70/100 000人）：患者表现为充血，局部使用苯肾上腺素可以改善这种充血，症状一般较轻。巩膜外层炎很少与全身性疾病相关。处理：局部使用润滑剂、非甾体抗炎药或类固醇。

- 巩膜炎：患者通常出现单侧眶周或球后疼痛。检查时应注意，局部使用苯肾上腺素后充血无改善。在弥散光下（如室内灯光），充血可能呈现为紫罗兰色。重要的是，巩膜炎经常与全身性风湿病有关，如肉芽肿性多血管炎，因此对全身进行详细回顾至关重要。处理：口服非甾体抗炎药或类固醇（确保开具质子泵抑制剂处方以防止胃溃疡）。

- 微生物角膜炎：又称角膜溃疡，通常伴有严重的眼痛（神经营养性溃疡除外）和畏光。检查可发现角膜上皮缺损并伴有角膜下混浊（如果是细菌或真菌）或表层树枝状病灶（如果是病毒）。获取样本进行培养和革兰染色，或进行 PCR 试验。处理：根据怀疑的病因局部使用抗菌药物。

- 急性前葡萄膜炎（虹膜睫状体炎）：患者表现为疼痛、畏光，检查可发现前房闪辉、细胞、纤维蛋白或角膜后沉着物。它可能与全身性风湿病有关。处理：通常使用局部类固醇和睫状体麻痹剂。

- 眼内炎：眼内炎是指眼内的感染，可能是细菌、病毒或真菌感染。通常伴有显著的视力下降和疼痛。处理：玻璃体腔内注射抗菌药物，偶尔需要手术。

闪光感与飞蚊症 [4, 5, 10]

视觉干扰，如闪光感或在视野中出现漂浮的黑点，可能使患者非常不安，这也是患者就诊的原因。出现这些症状的患者需要进行散瞳眼底检查，以仔细评估眼后段（包括玻璃体、视网膜和视神经）。以下是引起闪光感与飞蚊症的常见疾病。

诊断

- 玻璃体液化：随着玻璃体的老化，它从果冻状物质退化为液体（液化）。在这个过程中，患者视野中常会出现黑点（"飞蚊症"）。单纯的飞蚊症是良性的，且不需要治疗，但会令患者厌烦。

- 玻璃体后脱离：在正常状态下，玻璃体通过视神经和锯齿缘处的粘连与视网膜相连。玻璃体后脱离是指玻璃体脱离视网膜的过程。它通常与年龄有关，但也可能与外伤或术后有关。患者经常注意到视野中新出现一个大的漂浮黑点，也可能有闪光感。典型的体检发现是可见 Weiss 环、玻璃体后部移动的新月形混浊（附着在视盘边缘的浓缩玻璃体）。单纯的玻璃体后脱离是良性的，没有视觉后遗症；然而，玻璃体后脱离可能合并玻璃体积血、视网膜裂孔或视网膜脱离。

■ 视网膜裂孔：视网膜是一层薄薄的神经组织。当它被牵拉、撕裂时，由于神经组织受到刺激，患者可能会注意到闪光感。闪光感通常伴有飞蚊症。如果不识别或不治疗，视网膜裂孔可能导致视网膜脱离，因此及时的识别和治疗至关重要。处理：应用激光烧灼撕裂孔周围的视网膜，以此方式孤立撕裂孔，从而防止视网膜裂孔向视网膜脱离进展。

■ 视网膜脱离：当视网膜与眼球外壁分离时，就会发生视网膜脱离。如果视网膜有裂孔，液体通过撕裂孔到视网膜下（孔源性视网膜脱离），就会发生这种情况。另外，炎性液体也可能从脉络膜血管渗漏并积聚在视网膜下（浆液性视网膜脱离）。最后，玻璃体内的组织可能牵拉视网膜脱离眼球壁（牵拉性视网膜脱离）。当患者发生视网膜脱离时，会出现黑影遮挡、气泡和严重的视力下降，视野缺损出现在视网膜脱离的对侧。视网膜脱离的治疗取决于病因，但如果本质上是孔源性视网膜脱离或牵拉性视网膜脱离，则可能需要手术干预。抗炎药物（如类固醇）可能适用于浆液性视网膜脱离的病例。当需要手术干预时，黄斑的状态（附着或脱离）有助于确定手术的紧迫性。如果黄斑附着，手术通常被认为更紧急，以防止黄斑脱离。

■ 玻璃体积血：玻璃体腔内出血通常会导致视野中出现大量漂浮物——患者甚至可能主诉在视野中看到红色血液。玻璃体积血可能发生在眼外伤后、增殖性视网膜病变（如糖尿病视网膜病变）或玻璃体后脱离后。通常，当积血浓稠时，视网膜不能被看到，需要应用 B 超确定视网膜是否脱离。如果没有视网膜裂孔或视网膜脱离，可在清除血液后密切观察患者。如果有视网膜脱离或视网膜裂孔，或者几个月后血液仍未清除，则需要手术。

■ 先兆偏头痛：偏头痛产生的闪光感通常是彩色的，常被描述为随着时间的推移而扩张的圆形"万花筒"。一般来说，这些现象持续不超过 30 分钟。

■ 葡萄膜炎：眼后段炎症可导致患者出现飞蚊症。这种炎症的可能病因有很多，其中包括梅毒、肺结核、疱疹和细菌性眼内炎等感染。

■ 肿瘤：眼后段的肿瘤，如恶性黑色素瘤、淋巴瘤或视网膜母细胞瘤，可引起闪光感和飞蚊症。眼内肿块可通过检查看到。

参考文献

1. Vaziri K, Schwartz SG, Flynn HW, Kishor KS, Moshfeghi AA. Eye-related emergency department visits in the United States, 2010. Ophthalmology. 2016;123(4):917–9.

2. Weisenthal RW, Daly MK, de Freitas D, Feder RS, Orlin SE, Tu EY, Van Meter WS, Verdier DD. External disease and cornea. San Francisco: American Academy of Ophthalmology; 2019.

3. Korn BS, Burkat CN, Carter KD, Perry JD, Setabutr P, Steele EA, Vagef MR. Oculofacial plastic and orbital surgery. San Francisco: American Academy of Ophthalmology; 2019.

4. Bhatti MT, Biousse V, Bose S, Danesh-Meyer HV, Falardeau J, Levin LA, Phillips PH, Williams ZR. Neuro-ophthalmology. San Francisco: American Academy of Ophthalmology; 2019.

5. McCannel CA, Berrocal AM, Holder GE, Kim SJ, Leonard BC, Rosen RB, Spaide RF, Sun JK. Retina and vitreous. San Francisco: American Academy of Ophthalmology; 2019.

6. Girkin CA, Bhorade AM, Crowston JG, Giaconi JA, Medeiros FA, Sit AJ, Tanna AP. Glaucoma. San Francisco: American Academy of Ophthalmology; 2019.

7. Gilani CJ, Yang A, Yonkers M, Boysen-Osborn M. Differentiating urgent and emergent causes of acute red eye for the emergency physician. West J Emerg Med. 2017;18(3):509–17.

8. Leibowitz HM. The red eye. N Engl J Med. 2000;343(5):345–51.

9. Robinson B, Acorn CJM, Millar CC, Lyle WM. The prevalence of selected ocular diseases and conditions. Optom Vis Sci. 1997;74(2):79–91.

10. Sen HN, Albini TA, Burkholder BM, Dahr SS, Dodds EM, Leveque TK, Smith WM, Vasconcelos-Santos DV. Uveitis and ocular inflammation. San Francisco: American Academy of Ophthalmology; 2019.

索 引